TRAITÉ

DE LA

COQUELUCHE.

Traité théorique et pratique du croup, d'après les principes de la doctrine physiologique, précédé de réflexions sur l'organisation des enfans; par H. M. J. Desruelles; 2ᵉ édit. *Paris*, 1824, in-8.
5 fr. 50.

Belmas. Traité de la Cystotomie sus-pubienne, ouvrage basé sur près de cent observations tirées de la pratique du docteur Souberbielle. *Paris*, 1827, in-8., fig. 5 fr.

Dictionnaire de médecine et de chirurgie vétérinaires, ouvrage utile aux médecins, aux vétérinaires, aux officiers de cavalerie, aux propriétaires, aux fermiers, aux cultivateurs, etc.; par M. Hurtel d'Arboval, membre de la Société royale et centrale d'Agriculture, etc. *Paris*, 1827, 4 forts vol. in-8. 32 fr.

Dugès. De l'influence des Sciences médicales et accessoires sur les progrès de la chirurgie moderne. *Paris*, 1827, in-8. 2 fr

Dutrochet. L'Agent immédiat du mouvement vital, dévoilé dans sa nature et dans son mode d'action chez les végétaux et les animaux. *Paris*, 1826, in-8°. 4 fr.

— Recherches anatomiques et physiologiques sur la structure intime des animaux et des végétaux, et sur leur motilité. *Paris*, 1824, in-8°, fig. 4 fr.

Londe. Nouveaux élémens d'Hygiène, rédigés d'après les principes de la nouvelle doctrine médicale. *Paris*, 1827, 2 vol. in-8°. 12 f.

Pharmacopée française, ou Code des médicamens, nouvelle traduction du *Codex medicamentarius sive Pharmacopœa gallica*, par F. - S. Ratier, docteur en médecine de la Faculté de Paris, avec notes et additions, contenant la formule et le mode de préparations des nouveaux médicamens dont la pratique s'est enrichie jusqu'à nos jours; d'un grand nombre d'analyses chimiques; et suivie d'une table synoptique des eaux minérales de France, par O. Henry, pharmacien de la pharmacie centrale des hôpitaux civils de Paris, etc. *Paris*, 1827, 1 fort vol. in-8°. 8 fr.

Portal. Observations sur la nature et le traitement de l'Épilepsie. *Paris*, 1827., in-8. 8 fr.

— Observations sur la nature et le traitement de l'Hydropisie. *Paris*, 1824, 2 vol. in-8°. 11 fr.

Rayer. Traité théorique et pratique des Maladies de la peau, fondé sur de nouvelles recherches d'anatomie et de physiologie pathologiques. *Paris*, 1826-1827, 2 vol. in-8, et atlas de 10 planches gravées et coloriées avec soin, offrant plus de 60 variétés de maladies de la peau. 26 fr.

Thomsom. Traité médico-chirurgical de l'Inflammation; trad. de l'anglais avec des notes; par A. J. L. Jourdan et F. G. Boisseau, D.-M.-P. *Paris*, 1827, un fort vol. in-8. 9 fr.

Voisin. — Des Causes morales et physiques des maladies mentales et de quelques autres affections nerveuses, telles que l'hystérie, la nymphomanie et le satyriasis. *Paris*, 1826, in-8°. 7 fr.

TRAITÉ

DE LA

COQUELUCHE,

D'APRÈS LES PRINCIPES DE LA DOCTRINE PHYSIOLOGIQUE;

PAR H. M. J. DESRUELLES,

Docteur en médecine de la Faculté de Paris, Chirurgien aide-major à l'hôpital militaire d'Instruction du Val-de-Grâce, Membre de la Société médicale d'Émulation de Paris, de la Société des sciences, de l'agriculture et des arts de Lille, de celles de Metz et de Rennes.

OUVRAGE COURONNÉ PAR LA SOCIÉTÉ MÉDICO-PRATIQUE DE PARIS,

Dans sa Séance du 26 août 1826.

> Qu'est l'observation si on ignore là où siége le mal ?
>
> BICHAT.

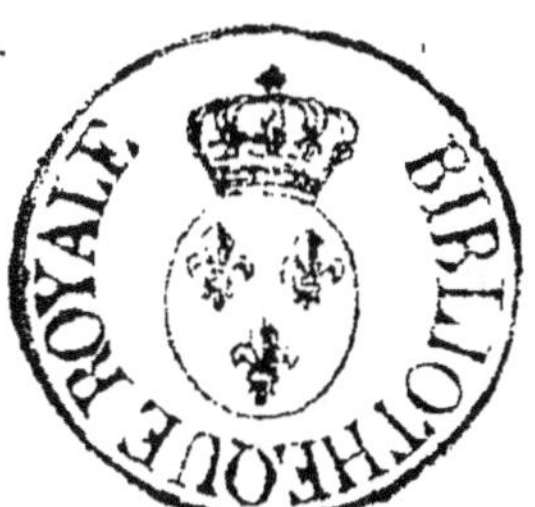

PARIS,

CHEZ J.-B. BAILLIÈRE, LIBRAIRE-ÉDITEUR,

RUE ET VIS-A-VIS L'ÉCOLE DE MÉDECINE, Nº 13 bis ;

A LONDRES, MÊME MAISON,

3 BEDFORD STREET, BEDFORD SQUARE.

BRUXELLES, AU DÉPÔT DE LA LIBRAIRIE MÉDICALE FRANÇAISE.

1827.

IMPRIMERIE DE C. THUAU,
RUE DU CLOÎTRE SAINT BENOÎT Nº 4.

A Messieurs

LES MEMBRES

du

Conseil de Santé

Des Camps et Arméea du Roi.

Témoignage de respect et de reconnaissance.

H. M. J. Desruelles.

a

TABLE

DES MATIÈRES CONTENUES DANS CET OUVRAGE.

AVERTISSEMENT.

Deux circonstances me déterminent à publier ce Traité de la Coqueluche. J'ai dû y être encouragé par la bienveillance avec laquelle le public a reçu mon Traité du Croup, dont la seconde édition a paru en juillet 1824, et par le suffrage dont la Société médico-pratique de Paris a honoré le Mémoire que je lui avais envoyé.

Cette compagnie savante, convaincue sans doute de l'insuffisance des travaux publiés sur la coqueluche, et de l'incertitude où se trouvaient les médecins sur la nature, le siége et le traitement de cette maladie, avait, en 1825, ouvert un concours sur les questions suivantes :

« Décrire et classer la coqueluche, en assigner le siége, indiquer les lésions que l'autopsie pourra faire découvrir, et tracer le meilleur traitement, dont les effets devront être constatés par une série d'observations exactes. »

Je n'ai rien négligé pour résoudre ces importantes questions. Les recherches les plus minutieuses, le travail le plus pénible n'ont pu m'arrêter ; et mes efforts, que la Société médico-pratique a couronnés, ont été pleinement récompensés par le jugement qu'elle a porté sur mon travail. Tel que je l'ai offert à cette Société savante, tel aujourd'hui je l'offre au public, sous forme de Traité : c'est la même doctrine, le même plan, ce sont les mêmes idées.

Cependant j'ai ajouté quelques recherches que j'ai faites sur les épidémies, j'ai ajouté aussi le chapitre où je traite du pronostic et de plusieurs questions relatives à la coqueluche; et à la fin de l'article *de la nature et du siége...* j'ai hasardé quelques explications pour rendre compte de plusieurs phénomènes généraux et particuliers de la toux convulsive.

Dans des considérations préliminaires, j'ai donné une idée générale de la coqueluche.

J'ai indiqué, dans une synonymie, les différentes dénominations sous lesquelles cette maladie a été connue.

J'ai analysé les opinions des auteurs sur le siége et la nature de cette affection; j'ai proposé une théorie nouvelle, je l'ai appuyée sur un grand nombre de preuves tirées de l'histoire des épidémies, déduites des signes de la coqueluche, des causes de cette maladie, des autopsies, et j'ai, autant qu'il m'a été possible, rattaché ces différens chapitres à la théorie que j'ai exposée.

J'ai ensuite parlé des complications et des terminaisons de la coqueluche; j'ai examiné avec le plus grand soin les divers moyens qui ont été proposés et employés pour la combattre. Je crois avoir démontré, par l'observation, le raisonnement, l'expérience et l'analogie, dans quelles circonstances il convient d'user de ces moyens, et j'ai exposé les raisons sur lesquelles je me fonde pour rejeter ceux qu'il me semble inutile ou dangereux d'employer dans le traitement de la coqueluche.

Il ne me restait plus qu'à tracer le traitement de cette maladie, et c'est par ce chapitre que j'ai terminé cet ouvrage.

Si mes confrères trouvent dans la lecture de ce Traité quelques idées utiles, s'il leur fournit quelques notions exactes sur une maladie qui a été observée pendant long-temps, mais qu'on a peut-être trop légèrement étudiée jusqu'à ce jour, je serais heureux d'avoir contribué à éclairer quelques points encore obscurs de la science, dans cette partie importante.

Quant à l'histoire complette des maladies des enfans, dont la publication prochaine a été annoncée dans la seconde édition de mon Traité du Croup, je m'en occupe avec tout le zèle et l'activité dont je suis capable, et s'il n'a pas encore paru, ce retard ne doit être attribué qu'au désir que

j'ai de le rendre digne de la bienveillance
avec laquelle le public a reçu mes précédens ouvrages (1).

------

(1) Qu'il me soit permis d'annoncer ici que je m'occupe de
rassembler et de coordonner les observations que la direction du
service des vénériens, qui m'est confiée depuis deux années, à
l'hôpital militaire d'Instruction du Val-de-Grâce, m'a donné
l'occasion de recueillir.

Dans le travail que je publierai, je ferai connaître les résultats
qu'on obtient par l'emploi des anti-phlogistiques, et j'indiquerai
les motifs qui, jusqu'à présent, m'ont engagé à abandonner l'usage
de tous les remèdes mercuriaux dans le traitement des symptômes
anciens et récens de la syphilis.

TRAITÉ

DE

LA COQUELUCHE.

CONSIDÉRATIONS GÉNÉRALES.

Il en est de certaines maladies comme de certaines vérités ; elles peuvent être exposées pendant long-temps aux regards des hommes sans qu'ils en saisissent les caractères. Simples, elles n'attirent pas assez sur elles l'attention des observateurs ; revêtues de formes compliquées ou qui paraissent leur être étrangères, elles échappent aux esprits non encore assez mûrs pour les comprendre. Elles passent, reviennent, se reproduisent, sans que personne les examine et les interroge. Elles semblent voyager *incognito* dans un monde où cependant chacun est avide de les voir, de les connaître et de les étudier. Mais enfin des hommes plus heureux et plus habiles les aperçoivent, suivent la trace qu'elles ont laissée,

I

les atteignent et les soumettent à tous les yeux. C'est peu pour eux de les avoir trouvées, ils remontent à leurs causes, ils embrassent d'un coup d'œil les idées qu'elles auraient dû faire éclore à leur première apparition, ils exploitent ces idées au profit de leur siècle, et prouvent enfin, contre tous les préjugés, que pour avoir été méconnues, elles n'en sont pas moins anciennes, et qu'il ne s'agissait que d'en bien étudier les causes pour fixer l'époque de leur existence.

Sous ce dernier rapport, qui présente une vérité, triviale peut-être par sa simplicité, il n'est pas pour nous aujourd'hui de maladies nouvelles, si les causes qui les enfantent ont toujours existé. On verra par la suite de cet ouvrage que ces réflexions s'appliquent à l'histoire de la coqueluche.

Telle n'était pas l'opinion de Rosen : « Les médecins de l'antiquité, dit ce grand praticien (1), auraient décrit la coqueluche, si elle provenait d'un vice naturel, d'une humeur acrimonieuse qui découle de la tête, de viscosités produites

____

(1) *Traité des Maladies des Enfans ;* par Nils Rosen de Rosenstein , trad. du suédois par Lefebvre de Villebrune, 1 vol. in-8°. Montpellier , 1792.

dans la poitrine, ou d'une abondance de flegmes rassemblés dans l'estomac. » Il pense que
cette maladie a passé de l'Afrique ou des Indes
orientales en Europe, et qu'elle était inconnue
de nos ancêtres. Matthæi partage l'opinion du médecin suédois (1).

Si les médecins de l'antiquité ne nous ont
laissé que de faibles lumières pour nous éclairer
dans l'étude de la coqueluche, nous ne devons
pas pour cela dire que cette maladie n'existait pas
dans les temps où ils vivaient, et nous aurions
tort de croire que son apparition ne date que de
l'époque où la toux convulsive fut décrite avec
soin. Les ouvrages des pères de la médecine dans
lesquels se trouve la description de toux singu-
lières qui peuvent se rapporter à la coqueluche,
démentiraient cette assertion.

On trouve dans les OEuvres d'Hippocrate (2)
l'histoire d'un malade qui fut atteint d'une toux
assez singulière, et qui n'avait aucun rapport
avec les toux ordinaires. Une fièvre assez forte
dura cinq jours; la toux avait lieu par quintes,
quand les accès le prenaient, dit Hippocrate.

(1) *In Horn. Archiv.* B. III. Heft. 2, n. 1.
(2) *Hippocratis Epidem.*, lib. VI, sect. VII : lib. VII.

D'abord la matière expectorée était visqueuse, blanche, ensuite elle ressemblait à du pus : elle venait abondamment après les accès.

La maladie qui fait l'objet de ce traité n'est donc pas nouvelle et ne dépend pas de causes spéciales dont le développement est récent. Les causes générales qui la déterminent ont dû exister de tout temps, et produire toujours les modifications organiques qui forment son essence. Il est probable, comme l'ont dit de judicieux auteurs, que sous le beau ciel de la Grèce, ou dans les climats heureux de l'Asie, berceau de la science médicale, la coqueluche ne paraissait que rarement, et ne causait jamais de grands ravages. Aussi s'est-elle dérobée à l'attention des plus exacts observateurs dont l'esprit était attaché tout entier à l'étude de maladies plus fréquentes et plus graves.

La lecture attentive des auteurs qui nous ont transmis l'histoire des épidémies, prouve que dans les 13ᵉ et 14ᵉ siècles, la coqueluche a été confondue avec les maladies que ces auteurs ont nommées catarrhales : il serait donc difficile de trouver dans ces relations des données exactes sur la maladie qui nous occupe.

Les épidémies de catarrhes qui parcoururent la

France, l'Italie et même toute l'Europe, en produisant plus ou moins de ravages, depuis 1239
jusqu'en 1400, ne peuvent toutes être exclusivement rapportées à la coqueluche, quoiqu'elles
aient avec cette maladie des traits nombreux de
ressemblance.

On dit que l'épidémie de 1239 et celle de 1311
sont mentionnées dans la Chronique des Frères
mineurs. Plusieurs auteurs assurent que cette dernière épidémie régna en France, où elle fit périr
beaucoup de monde (1). J'ai consulté cette chronique, et n'y ai rien vu qui fût relatif à ces épidémies : je pense que les écrivains ont répété cette
citation sans la vérifier. Il est possible que ces épidémies soient notées dans les autres chroniques
de cette époque ; néanmoins je ne les ai pas trouvées dans les Annales des Capucins.

Buoninsegni (2) raconte qu'au mois d'août 1323,
il se manifesta en Toscane une épidémie qui s'é-
tendit ensuite en Italie et en France. Il l'attribue
à l'influence d'un vent pestilentiel ; mais il ne

______

(1) *Chronique des Frères mineurs*, in-4°. Paris, 1623.
(2) *Historia Fiorentina*, di M. Piero Buoninsegni,
gentilhuomo Florentino, in Fiorenza, in-4°., 1580,
page 167.

donne aucun détail sur ses symptômes et ses résultats. Suivant Villani (1) elle attaqua, à Florence, la majeure partie des hommes et des
femmes; elle fut générale dans toutes les villes
d'Italie; mais peu en moururent. Ce ne fut pas de
même en France, ajoute cet auteur. Cependant les
chroniques de Saint-Denis n'en parlent pas. Il est
probable qu'elle ne fut pas aussi meurtrière en
France, que l'assure Villani. Un événement de
cette nature eût été écrit, à cette époque où l'on
rendait compte de choses à peine dignes d'être
remarquées.

L'épidémie qui régna à Florence et dans les
environs de cette ville, en 1327, est encore ra-
contée par Buoninsegni; mais avec aussi peu
de détails que la précédente. Elle commença au
mois de mars. Ozanam (2) dit qu'elle fut funeste
à un grand nombre de personnes; mais Buoninsegni dit le contraire. (*Ma pochi ne morirono.*)

C'est encore à l'historien de Florence que l'on
doit la mention d'une épidémie qui régna en

____

(1) *Chroniche* di messer Giovanni Villani, in-fol., 1537.
(2) *Histoire médicale, générale et particulière des
Maladies épidémiques, contagieuses et épizootiques;* par
J.-A.-F. Ozanam, in-8°. Paris, 1817, t. Ier, pag. 261.

1387 : elle fut très-funeste aux vieillards. Valesco de Tarente (1) dit qu'il l'a vue régner à Montpellier et attaquer les neuf dixièmes de la population de cette ville. Il désigne la maladie sous le nom de catarrhe ; elle laissa après elle des affections rhumatismales très-fréquentes, qui cédaient à la diète et à des boissons adoucissantes et pectorales. Ce même auteur parle d'une autre épidémie catarrhale qui régna en Italie en 1400, Buoninsegni n'en fait aucune mention ; mais la chronique des Frères mineurs la désigne sous le nom de *Peste*, elle exerça ses ravages à Sienne et dans l'hôpital de l'Echelle (2).

L'épidémie de 1403 qu'Étienne Pasquier raconte (3), paraît être la coqueluche. « Es registres du parlement, dit cet auteur, on trouve que le 26ᵉ jour d'avril 1403, il y eut une maladie de teste et de toux, qui courrut universellement si grande qu'en ce jour-là le greffier ne peut rien enregistrer, et fut on contraint d'abandonner le plaidoyé ; tout ainsi que nous vismes,

---

(1) Valesco de Tarente, *de Signis Catarrhi*, éd. de Venise, 1523.

(2) Ouv. cit., 3ᵉ partie, liv. 2, p. 98.

(3) *Les Recherches de la France*, d'Estienne Pasquier, 1 vol. in-fol. Paris, 1621, liv. 4, chap. 28, p. 411.

en l'an 1557, en plein été, s'effleurer par quatre jours entiers un reume qui fut presque commun à tous, par le moyen duquel le nez distillait sans cesse comme une fontaine, aveucques un grand mal de teste et une fièvre : laquelle maladie fut depuis par un nouveau terme appelée par nous coqueluche. »

Il faut donc arriver jusqu'en 1403 pour avoir quelques notions assez exactes sur la toux convulsive. Valesco s'exprime d'une manière trop vague en parlant de l'épidémie de 1410, pour que nous puissions la rapporter à la coqueluche ; mais celle de 1411 dont parle encore Pasquier était une véritable toux convulsive, quoiqu'il nomme cette maladie le tac. « En icelui temps advint, par le plaisir de Dieu, qu'un mauvais air corrompu chut sur le monde, qui plus de cent mille personnes à Paris mit en tel heur, qu'ils perdirent le boire et le menger et le repouser, et avoient très fort fiebvre deux ou trois fois le jour ; et spécialement toutes fois qu'ils mangeoient et leur sembloient toutes choses quelxconques amères et très maulvaises ; et avecque ce , qui pis étoit, on perdoit tout pouvoir de son corps, que on n'osoit toucher à soi de nulle part que ce fut , tant estoient greyés ceux qui de ce mal estoient atteints, et duroit bien sans cesser trois septmaines ou plus ; et commença à bon escient à l'entrée du mois de mars, et le nommoit ou le *tac* ou le *horion*. Avec tout le mal devant dit, on avoit la toux si fort et la rhume, et l'enroueure, qu'on ne chantoit qui rien fut de haultes messes à Paris ; mais sur tous les maulx, la toux étoit la plus cruelle à tous jour et nuit , qu'aucuns hommes par force de toussir estoient rompus, et aucunes femmes grosses qui n'estoient pas à terme, orent leurs enfans sans compaignie de personne, par force de toussir , qu'il convenoit mourrir à grant martyre, mère et enfant : et quand ce venoit sur la guarison , ils jettoient grand foison de sang bête par la bouche, le nez et par dessous, qui moult les ebahissoit, et néantmoins personne autre ne mourroit. »

Il est donc probable qu'il a régné, en France, des épidémies de coqueluche, avant 1414, puisque Pasquier compare l'épidémie de 1403 à celle de 1557, et que celle-ci est désignée sous le nom de Coqueluche par presque tous les auteurs qui l'ont notée et décrite ; en supposant qu'on ne voulût pas remonter à 1403 , on ne pourrait s'empêcher d'admettre que l'épidémie de 1411 était la coqueluche, désignée alors sous un autre nom. Si les chroniqueurs, les historiens et les médecins avaient mis plus d'ordre et de clarté dans les faits qu'ils rapportent, et plus d'exactitude dans les symptômes qu'ils décrivent, il est probable que plusieurs épidémies des 13e et 14e siècles pourraient être attribuées à la coqueluche.

Notre intention, en écrivant cet ouvrage, n'est pas de fouiller dans ces obscurités ; mais de faire servir, à l'appui de nos considérations théoriques, les histoires des épidémies constatées de coqueluche.

La coqueluche est rarement sporadique ; elle attaque le plus souvent un grand nombre d'individus. Elle frappe une ville, désole une contrée, s'étend de plus en plus, et accroît sa fureur dans sa marche. On l'a vue parcourir l'Europe ; elle n'a jamais paru sous les tropiques. Cette maladie n'est point contagieuse ; il paraît qu'il faut une certaine constitution atmosphérique pour la produire ; elle est plus commune au printemps et en automne que dans les autres saisons de l'année, et il est généralement reconnu aujourd'hui que les saisons froides et humides sont les causes les plus propres à son développement. Toutefois, elle s'est montrée avec une égale intensité dans l'été le plus brûlant et l'hiver le plus rigoureux.

Le phénomène qui a le plus frappé l'esprit des observateurs, est la toux singulière qui caractérise la coqueluche. Cette toux ne ressemble à aucune autre ; il faudrait l'avoir soi-même éprouvée dans un âge où l'on se rend parfaitement compte de ses sensations, pour la dépeindre avec les couleurs qui lui conviennent. C'est une convulsion de toutes les puissances expiratrices, qui se répète un grand nombre de fois dans un temps donné ; elle est précédée d'une inspiration longue, convulsive aussi, et accompagnée de resserrement de la glotte et de l'explosion soudaine d'un son bruyant et aigu qui, modifié par l'effroi du malade, marque davantage encore son anxiété. Il paraît craindre de ne pouvoir introduire assez d'air dans ses poumons. Pour vaincre l'obstacle qui s'oppose à la respiration, il met en jeu tous les muscles du thorax, ceux du cou, de la face, et semble par les contorsions de ses bras, l'agitation et le bouleversement des traits de sa figure, lutter péniblement contre une puissance qui agit en sens contraire, et rend presque vains les plus grands efforts.

Lorsque les accès sont violens, cette toux porte avec elle quelque chose de sinistre qui ré-

pand dans l'âme des spectateurs un sentiment
pénible. Avant l'accès, le malade est saisi d'une
sorte de frayeur, il jette un cri douloureux,
comme s'il voulait avertir les assistans et solli-
citer d'eux un secours prochain. L'angoisse qui
suit cet instant, la gêne croissante de la respiration, le spasme des conduits aériens, la lutte qui
s'établit entre les effets de la maladie et la résistance que le malade paraît lui opposer, tout inspire la crainte de voir bientôt succomber celui
qui est attaqué de cette toux cruelle. Mais cet
orage est passager! Des glaires abondantes sont
expectorées et même vomies, l'antagonisme des
puissances musculaires tombe, la respiration reprend son rhythme accoutumé, l'anxiété disparaît, les fonctions troublées reviennent à leur
état normal, et le danger fuit avec l'accès. Il ne
reste d'un si grand mal, en apparence, qu'un
moment de gêne et de fatigue, inséparable de la
tourmente que le malade vient d'éprouver.

L'intermittence forme un des caractères de
cette toux, et cette circonstance est très-favorable
pour les malades. Il serait douteux qu'ils pussent la supporter si elle était continue : elle épui-
serait promptement les forces de ceux qu'elle at-
taquerait; mais les intervalles que les accès lais-

sent entre eux, réparent, en quelque sorte, le mal qu'ils ont opéré.

Puisque la coqueluche est marquée par des accès suivis d'une complète rémission, on pourrait croire que cette maladie est efficacement combattue par les anti-périodiques : ce serait une erreur grave ; une théorie, basée sur ce caractère diagnostic, serait en contradiction manifeste avec la pratique.

Elle est bien remarquable cette affection qui, dans un court espace de temps, détermine un état voisin de la mort, suivi presqu'au même instant du calme de la santé. Mais c'est à cause de cela sans doute, qu'elle laisse les parens dans une trompeuse sécurité : ils ne réclament les secours de la médecine, que lorsque la maladie est parvenue au plus haut degré, ne sachant pas qu'on peut la vaincre, ou l'arrêter dans sa marche, dès qu'elle commence à paraître.

La coqueluche, si elle n'est pas accompagnée de complications graves, n'offre jamais ce redoutable appareil de symptômes dont sont environnées les maladies aiguës des viscères. On ne voit pas la fièvre, compagne inséparable de l'inflammation, annoncer toujours la toux convulsive, et la suivre constamment dans ses progrès ordinairement lents. Les signes d'une violente phlegmasie ne forment pas le cortège de la coqueluche. C'est peut-être à cause de l'absence de symptômes véhémens et subits que la plupart des auteurs ont rangé cette maladie dans la classe des affections chroniques, et c'est sans doute parce qu'elle est accompagnée de spasme, qu'ils l'ont placée parmi les névroses des organes de la respiration.

Source féconde d'instruction pour toutes les maladies, la nécroscopie n'a fourni que des demi-lumières dans celle-ci. Nous possédons fort peu d'autopsies, et dans ce petit nombre, presque toutes montrent des altérations provenant de complications de la coqueluche. Simple, elle n'est point mortelle et ne peut fournir que des documens incomplets sur les lésions organiques qui donnent lieu à ses symptômes variés. Cependant il est des altérations qu'on trouve toujours à l'ouverture des cadavres de sujets morts à la suite de coqueluche compliquée, et cette donnée peut nous conduire, par la voie de l'induction, à la découverte du siége et de la nature de cette maladie. L'appréciation des symptômes, les circonstances qui sont favorables ou défavorables à la résolution de la coqueluche; la méthode de traitement qui offre des chances plus nombreuses et plus probables de succès, sont encore des moyens propres à répandre du jour sur cette question.

La toux singulière que nous avons décrite, les spasmes qui accompagnent les accès, le caractère intermittent de la coqueluche, sa nature épidémique, sa marche lente, ses diverses terminaisons et le peu de lumières qu'ont fournies quelques nécroscopies, ont éloigné les médecins de l'étude approfondie de cette maladie, et ont ouvert un vaste champ à leur imagination, qui souvent s'est égarée. De là sont nées ces théories bizarres, ces suppositions erronées, ces explications hypothétiques qui ont été établies et soutenues à différentes époques, par les médecins les plus dignes d'ailleurs de notre admiration.

Qui peut croire que des insectes inaperçus, des vapeurs subtiles et imaginaires, échappées du sang, un miasme particulier que rien ne démontre, une prétendue humeur acrimonieuse, un certain âcre répandu sur les nerfs, une pituite malfaisante versée sur des surfaces muqueuses, une matière qu'on appelle étrange, pour ne pas la définir, un principe insaisissable qu'on dit nuisible, soient les causes morbifiques et premières de la coqueluche? Qui parviendra jamais à établir une solide théorie sur de semblables suppositions? Dira-t-on que la coqueluche est une affection purement nerveuse? qu'elle a des siéges variés, qu'elle dépend d'un catarrhe, ou d'une affection spéciale? Mais qu'est-ce qu'une affection nerveuse? qu'entend-on par une maladie qui a différens siéges? en quoi consiste le trouble des nerfs? quel sens attache-t-on au mot catarrhe, et quelle est l'essence d'une phlegmasie spéciale? Toutes ces idées doivent être reléguées dans le domaine des hypothèses et des erreurs. L'histoire impartiale veut qu'en les rappelant, on les qualifie, afin d'en garantir ceux qui seraient tentés de les renouveler.

Veut-on encore des preuves de la futilité des théories imaginées pour expliquer les phénomènes de la coqueluche? Que l'on compte le nombre des méthodes de traitement proposées; que l'on considère l'incohérence de ces méthodes; que l'on suppute la multitude des moyens qui ont été employés, et l'on verra bientôt que presque toujours inconnue dans son essence, la coqueluche a prodigieusement servi la routine des empiriques et l'avidité des charlatans. Une ténébreuse théorie devait nécessairement enfanter une monstrueuse thérapeutique.

La sévérité du langage et la simplicité des explications forment l'essence des bonnes théories médicales ; les fausses théories, au contraire, ont pour apanage l'abus des mots, la complication et l'incohérence des pensées. Les idées qui forment les bonnes théories se lient, se coordonnent, s'enchaînent naturellement. Elles ont entre elles des rapports directs, elles s'éclairent mutuellement, elles viennent toutes se grouper autour d'un centre unique qui leur sert de point d'appui. On s'aperçoit qu'elles forment un même tout ; elles attachent le lecteur, nourrissent son esprit, et n'ont rien qui répugne à la délicatesse de son jugement. Dans les fausses théories, il n'y a dans les idées qui les composent qu'une vaine liaison, un arrangement factice, et un enchaînement apparent et forcé. Ces théories qui brillent d'un faux éclat, éblouissent d'abord les esprits, et surprennent l'imagination du lecteur ; mais elles ne captivent son jugement que jusqu'au moment où il en soumet le principe à un examen rigoureux et réfléchi ; alors elles n'offrent plus qu'un vague indéfinissable, et je ne sais quelle incertitude contre laquelle la raison et le bon goût se révoltent. Tel est l'aspect sous lequel on nous a presque toujours montré jusqu'ici les théories de la coqueluche. Il serait donc extrêmement difficile d'avoir une juste idée sur la nature et le siége de cette maladie, si, réduit à comparer entre elles les opinions variées des auteurs, on se bornait à choisir celle qui paraît la moins hypothétique.

La physiologie et l'anatomie-pathologique, cultivées avec peu de soins et sans but, ont retardé les progrès de la pathologie. Aujourd'hui que ces sciences fondamentales sont étudiées avec ardeur, et que le but où elles tendent est fixé, on peut juger par les travaux qui attestent leurs progrès, combien leur application à la médecine est devenue utile, et quels heureux résultats doivent se promettre ceux qui, dans leurs recherches, les prendront constamment pour guides. Mais en parlant de l'heureuse impulsion qui a été donnée aux sciences médicales, en indiquant les progrès que la pathologie a faits, surtout depuis dix ans, devons-nous taire le nom de M. Broussais, à qui nous en sommes redevables? Tout homme impartial et ami de la science serait certainement en droit de nous reprocher cette injuste omission.

SYNONYMIE DE LA COQUELUCHE.

Rappeler ici tous les noms qu'on a donnés à la coqueluche, ce serait montrer combien sont nombreuses et variables les opinions des médecins qui ont écrit sur cette maladie; ce serait mettre au jour les préjugés qui ont aveuglé leur raison.

Le caprice, la mode, la vue des enfans atteints de coqueluche, les caractères de la toux, les effets qu'elle produit sur le malade, la nature de la sécrétion muqueuse, et enfin, dans ces derniers temps, le désir de préciser le siége de l'affection, ont presque toujours présidé à l'appellation de cette maladie, dont on a bien décrit les phénomènes, mais qu'on a jusqu'à présent étudiée avec peu de fruit.

Il paraît qu'en 1411, la maladie que nous désignons aujourd'hui sous le nom de Coqueluche, était appelée le *tac.* « Tel autrefois, dit un anonyme, souhaitoit par risée ou imprécation le mal du tac à son compagnon. » C'est sous le même nom que Pasquier désigne l'épidémie de la même année ; il l'appelle aussi le *horion*. « Nul, dit cet auteur dans son naïf langage, nul ne savoit dire quel mal c'estoit. Mais les superstitieux moins éclairez et plus décisifs prononcèrent tout hautement et tout aussi judicieusement que le bonhomme de Rabelais, que c'estoit vengeance et punition divine sur tous ceux qui avoient chanté certain veaudeville fort licentieux qui couroit alors ; et ils en avoient tellement persuadé le peuple que ceux qui se trouvoient guarys demandoient en plaisantant aux autres : *En as-tu ? oh ! par ma foy tu as chante la chanson* (1). »

L'épidémie de 1414, dont parle François Eudes de Mézeray, reçut le nom de coqueluche, parce que les malades s'entouraient la tête d'un bonnet qui ressemblait à un coqueluchon de moine (2). Ce n'est qu'à cette époque que cette maladie fut connue sous cette dénomi-

____

(1) V. Pasquier, ouv. cité.

(2) *Abrégé chronologique de l'Histoire de France*, 3 vol. in-4°. Paris, 1668.

nation ; en effet, on ne trouve pas ce nom dans les historiens ni dans les écrivains antérieurs à cet auteur.

Le mot de *coqueluche* ne paraissait pas encore généralement adopté en 1427. Pasquier, qui raconte l'épidémie de cette année, ne s'en sert pas : elle était appelée *ladendo* (1) à cette époque.

Saillant confond sous le nom générique de fièvres catarrhales, vulgairement dites la *grippe*, les maladies *catarrhales* qui ont régné depuis 1510 jusqu'à 1780 (2). Mais en consultant les auteurs qui ont parlé des circonstances de ces épidémies, on voit bientôt que la coqueluche a été souvent confondue avec les maladies qu'ils ont décrites. D'ailleurs des historiens et des médecins leur donnent quelquefois cette dénomination. Si elles paraissent différer entre elles, c'est parce qu'elles étaient compliquées de pneumonie, de pleurésie, d'encéphalite, de gastro-entérite ; quel-

----

(1) Ozanam écrit *la dando*, p. 264. *Voy*. Pasquier, ouv. cité.

(2) *Tableau historique et raisonné des épidémies catarrhales*, vulgairement dites la *Grippe*; depuis 1510 jusques et y compris celle de 1780, etc., 1 vol. in-12. Paris, 1780.

quefois d'éruption à la peau, d'angine, de croup, et d'autres affections inflammatoires.

L'épidémie de 1510 est appelée *vervecine* par de Thou, et il ajoute qu'on la connaissait vulgairement sous le nom de coqueluche. Suivant cet historien, Anne, femme du roi Philippe, mourut de cette maladie. Elle mit en danger les jours du pape Grégoire XIII (1).

Sauvages la rappelle sous les noms de céphalite et coqueluche (2). Pasquier, Marcellus Donatus (3), Valleriola (4), Jean Bauhin (5), ont appelé coqueluche l'épidémie de 1557. Elle parcourut l'Europe et elle se montra avec les mêmes caractères en France, en Italie, en Espagne, en Hollande et en Allemagne.

L'épidémie de 1578 dont parle Baillou (6)

----

(1) Jac. Augusti Thuani historia rerum sui temporis, Londini 1733.

(2) F. Boissier de Sauvages, *Nosologia methodica*, etc., in-8°. Amstelodami, 1763.

(3) *De medic. histor. mirab.*, in-4°. Venet. 1588.

(4) *Ennarat. med.*, in-8. Lugd., 1589.

(5) *Lettres à Gesner.*

(6) Gulielmi Balloni, opera omnia, edita Jacob Thevart, C. præf. Theod. Tronchin, in-4°. Genevæ, 1762, t. 1, p. 165.

était aussi appelée coqueluche. Plus tard elle reçut le nom de quinte.

A la vérité l'épidémie de 1580, qui fit de si grands ravages dans tous les lieux où elle se montra, n'est plus appelée coqueluche par les auteurs; mais en comparant les symptômes qu'ils décrivent avec ceux qui caractérisaient les précédentes épidémies, on reconnaît manifestement que ces maladies étaient semblables. L'épidémie de 1580 a été nommée catarrhe suffoquant, fièvres et ardeur suffocatives, fièvre catarrheuse, catarrhe épidémique, gloussement de la poule, toux épidémique, céphalée contagieuse, vervecine, *male del castrone*..... Tant de noms donnés à une même maladie prouvent que les médecins ne s'accordaient ni sur le siége qu'elle occupait, ni sur la nature qu'elle offrait, et qu'elle était accompagnée de complications diverses qui en masquaient le véritable caractère. D'ailleurs plusieurs de ces noms ont été employés pour désigner des épidémies de coqueluche, antérieures et postérieures à celle de 1580.

Il paraît que depuis 1580 jusqu'en 1724, le mot de coqueluche disparut en quelque sorte du vocabulaire médical : il n'est plus mis en usage dans la description des épidémies de 1590 et

1695, à Rome; de 1593, en France et en Italie; de 1627, à Naples; de 1658, à Londres; de 1712, à Tubingen, et de plusieurs autres encore; mais presque tous les auteurs comparent ces épidémies à celles de 1510, de 1557 et de 1580, parce qu'effectivement elles étaient les mêmes, à quelques nuances près qui tenaient sans doute à des complications plus ou moins fâcheuses. D'ailleurs les causes de ces maladies étaient semblables, et le traitement qu'on leur opposait n'offre que de légères différences.

Plusieurs médecins ont discuté sur l'origine du mot de coqueluche. Les uns pensent qu'il vient de *coquelicot*, plante dont la fleur servait à préparer un looch pour les malades; d'autres croient qu'il dérive de *cuculus*, capuchon. Il est probable que le peuple a adopté cette dénomination avant les médecins. Toutefois après avoir été employée depuis 1414 jusqu'en 1578, elle fut abandonnée depuis 1580 jusqu'en 1724, puis reprise, et enfin elle a prévalu, et le mot de coqueluche est aujourd'hui généralement reçu, surtout en France.

Presque tous les auteurs, en imposant un nom à la maladie que nous appelons coqueluche, ont cherché à faire connaître le caractère de la toux, qui, sans contredit, est le phénomène le plus remarquable de cette affection. De là les noms de toux spasmodique, convulsive, asthmatique, quinteuse, bruyante, bleue, stomacale, férine, amphimérine, strangulatoire; de toux populaire des enfans; de toux épidémique, suffocante, toux d'âne qu'on a donnés à cette maladie, en Allemagne, en Suède, en Angleterre et en France. Plusieurs auteurs ont confondu la coqueluche avec d'autres maladies, et ils l'ont nommée maladie cucullaire, fièvre catarrhale, grippe, catarrhe épidémique. Il est des médecins qui ont adopté les dénominations que le peuple avait créées, et ils ont décrit la toux convulsive sous les noms de maladie des moutons, allure de follet, mal de poulet, follette, pépie. C'est parmi ces derniers que doivent être rangés ceux qui ont consacré le nom sous lequel la maladie dont nous nous occupons est connue aujourd'hui.

Carl. Badham la nomme bronchite (1); Marcus, bronchité épidémique (2), pour la distinguer de la simple bronchite.

______

(1) *Essays on Bronchitis, with a supplement, containing remarks on simple pulmonary abscess*, 1814.

(2) *Traité de la Coqueluche, ou Bronchite épidé-*

M. Laennec la désigne sous le nom de catarrhe convulsif (1), et M. Fourcade-Prunet sous celui de bronchite convulsive (2).

Le médecin qui écrit *ex professo* sur une maladie, qui la considère sous un jour nouveau, présente une théorie plus simple, plus rationnelle, plus en harmonie avec les faits connus, est-il autorisé par cela seul à changer le nom de cette maladie? Nous ne le pensons pas. Il est à désirer sans doute que le mot de coqueluche, qui n'indique ni le siége, ni l'essence de l'affection qu'il représente, disparaisse du langage médical ; mais pour le remplacer par un autre plus convenable il faut que tous les médecins, d'accord sur la nature intime et sur le siége précis de la maladie,

---

mique, etc., par le docteur Adalbert Frédéric Marcus. Bamberg, 1826, trad. du docteur Jacques, broch. in-8°. Paris, 1821.

(1) *Traité de l'Auscultation médiate, et des maladies des poumons et du cœur*, par R.-T.-H. Laennec, D. M., seconde édit., 2 vol. in-8°. Paris, 1826, t. 1er, p. 186.

(2) *Maladies nerveuses des auteurs, rapportées à l'irritation de l'encéphale, des nerfs cérébro-rachidiens et splanchniques, avec ou sans inflammation*; par J. G. Fourcade-Prunet, D. M. P., 1 vol. in-8°. Paris, 1826, p. 260.

adoptent le mot nouveau, et voient surtout en le faisant, qu'il en résulte un véritable avantage pour la science. Je hasarderai néanmoins de proposer un nom qui, d'après la théorie que j'exposerai ensuite, me paraît indiquer le double siége et la nature de la coqueluche. Je n'ose point me flatter, en écrivant cet ouvrage, que mes confrères se serviront désormais du mot composé BRONCHO-CÉPHALITE que je propose, et j'avertis d'avance que je ne m'en servirai jamais dans le cours de ce traité; mais que j'emploierai de préférence plusieurs autres dénominations, telles que toux convulsive, toux spasmodique, seulement pour éviter de répéter souvent le mot de coqueluche.

NATURE ET SIÉGE DE LA COQUELUCHE.

La recherche du siége et de la nature des maladies, occupe aujourd'hui tous les médecins. Unique fondement de toute saine théorie, cette recherche peut seule conduire à d'avantageux résultats. Mais une semblable étude ne peut être fructueuse qu'autant qu'on analyse rigoureusement les faits, qu'on établit une juste comparaison entre les actions normales et les actions morbides, qu'on pèse avec précision la valeur de chaque symptôme, qu'on y rattache, sans prévention, les lésions organiques trouvées dans les cadavres, qu'on montre, avec impartialité, l'influence des méthodes de traitement sur la marche et l'issue des maladies, et qu'on secoue le joug des préjugés dans l'examen des opinions et des théories proposées par les différens auteurs. C'est cette marche que doit suivre un esprit judicieux, s'il veut dégager la pathologie des erreurs qui ont si long-temps arrêté les progrès de la médecine.

Ce n'est pas ainsi qu'ont procédé la plus grande partie des médecins qui ont écrit sur la coqueluche. Il en est peu qui aient recherché avec soin et exactitude la nature et le siége de cette maladie, et il semble même que l'importance de cette étude ait échappé à la plupart d'entre eux. Aussi les résultats qu'ils ont obtenus ont été de peu d'utilité pour le malade et presque nuls pour la science.

Presque tous n'ont montré aucune sagacité dans le choix des faits ; ils n'ont point interrogé la physiologie, pour connaître la cause des phénomènes morbides ; ils n'ont pas décrit avec assez de soins les altérations organiques, ou ils ne les ont présentées que sous un faux jour ; ils n'ont point remarqué combien les méthodes de traitement influent sur la production et la modification des symptômes, et ils n'ont porté dans l'examen des théories proposées, ni cet esprit de critique qui foudroie l'erreur, ni cette sévérité de raisonnement qui convainc, ni cette noble indépendance qui élève et aggrandit la pensée.

Cependant il serait injuste de reprocher à nos devanciers, et les erreurs dans lesquelles ils sont tombés et les omisssions qu'ils ont faites. Affecter une sévérité trop rigoureuse envers les anciens auteurs, ce serait perdre de vue l'état de la science aux différentes époques où ils ont écrit.

On ne doit pas confondre les auteurs modernes avec ceux dont nous venons de parler; leurs travaux offrent des résultats utiles; leur théorie est en général plus simple, plus rationnelle, et la thérapeutique qu'ils proposent plus convenable au siége et à l'essence de la maladie; mais ne doivent-ils pas ces avantages aux tentatives qu'ils ont faites pour découvrir la nature et le siége de la coqueluche?

Toutefois les efforts de ces médecins n'ont pas toujours été couronnés de succès, parce que plusieurs d'entre eux ont suivi une marche vicieuse dans l'étude de cette importante recherche; l'empirisme a trop souvent dirigé leurs travaux. Ils n'ont point assez médité ce passage de l'illustre Bacon : « Nous ne procédons pas, comme les empiriques, dit le chancelier de Verulam, en accumulant les faits et les expériences; mais fidèles interprètes de la nature, nous déduisons des faits et des expériences la connaissance des causes et des axiomes qui nous conduisent à de nouveaux faits et à de nouvelles expériences (1). »

______

(1) Bacon, *Nov. organ. scientiar.*, aph. 117.

Je n'ai pas dû rassembler dans ce traité les opinions de tous les médecins qui ont écrit sur la toux convulsive. Une trop longue série d'auteurs aurait fatigué, sans produire plus de lumières. J'ai cru devoir me borner à indiquer l'opinion de ceux qui, par la nature de leurs travaux, la singularité de leur doctrine ou leur autorité, ont le plus contribué aux progrès de la science dans cette partie importante.

Parmi les opinions qui ont été émises sur la cause première de la coqueluche, celle qui est singulière surtout, est l'opinion de Nils Rosen de Roseinstein (1). Il croyait que des insectes produisaient cette maladie (2). Mais ce médecin pensait aussi qu'une matière étrange, un principe nuisible se répand et se propage, comme celui de la petite vérole, parmi les individus qui n'en ont pas encore éprouvé l'impression. Selon lui, ce principe morbifique s'insinue en partie dans la poitrine par la respiration, et en partie dans l'estomac par la déglutition de la salive; il attaque les nerfs, les irrite, les ronge

---

(1) Ouv. cité.

(2) Linnée a aussi eu cette idée (voy. *Diss. exanthemata viva.* Ups., 1757).

même à certaines heures, ce qui occasionne une toux très-convulsive, dont les accès ne cessent que lorsque le plus actif de cette semence est rejeté par le vomissement.

Rosen n'a imaginé cette théorie que pour se rendre compte de l'irritation dont, selon lui, les glandes muqueuses des poumons et de l'estomac sont le siége pendant le cours de la coqueluche. Il fait remarquer avec justesse que les *flegmes* que rejettent les enfans, ne sont pas la cause de la maladie ; mais au contraire, que cette sécrétion est l'effet de cette cause sur les glandes muqueuses. C'est l'irritation qu'elles éprouvent alors, dit le médecin suédois, qui les force à *excerner* plus de mucus que d'ordinaire. L'estomac lui paraît être l'organe principalement lésé dans la coqueluche, parce que les nerfs de ce viscère sont en très-grand nombre.

Une autre opinion qui n'est guère moins originale, est celle de Sydenham. Suivant ce médecin(1), des vapeurs subtiles et brûlantes du sang, portées aux poumons, donnent lieu à la toux quinteuse des enfans.

____

(1) Réponse de Th. Sydenham à Robert Brady *sur les Maladies épidémiques* de 1675 à 1680. Voy. la *Mé-*

Qu'on ne croie pas cependant que, dans la pratique, ces deux hommes célèbres se laissaient
guider par ces théories captieuses; ils les aban-
donnaient aux lits des malades; là, ils suivaient
l'essor de leur génie, et ils appliquaient au traitement de la coqueluche une méthode simple,
judicieuse, et digne encore aujourd'hui de nous
servir de modèle.

Dans l'état présent de la science médicale, de
semblables idées ne doivent plus être l'objet d'une
sérieuse réfutation. Il en est de même du *miasme
particulier* qui, suivant Bôhme (1), se porte principalement dans les interstices celluleux des nerfs.
Idée bizarre, qui prouve combien l'esprit de
l'homme peut s'égarer, quand au lieu d'étudier
les phénomènes de la nature, il cherche à en dé-
mêler les causes premières.

Ils ne se sont pas moins trompés, ces médecins
qui ont prétendu que le siége de la coqueluche
doit être à la fois étudié dans différens organes.
C'est sans doute dans ce sens que l'on doit enten-

decine pratique de Sydenham, trad. de A. F. Jault,
D.-M., 1 vol. in-8°. Paris, 1784.

(1) *Cur methode der wichtigsten Brust krankeiten.*
Leipsig, 1788. (*Méthode curative des maladies les plus
importantes*, etc.)

dre l'opinion de Danz. Il prétend (1) que le siége de la coqueluche varie. Suivant lui, les poumons sont principalement affectés; mais ces organes peuvent souffrir par *concensus*, et il croit que la cause de la toux convulsive doit être alors recherchée dans le canal alimentaire. Danz n'a fait que développer l'idée déjà émise, par Waldschmidt (2) et par Stoll (3). Ce dernier auteur suppose que la saburre de l'estomac agite le poumon par une toux convulsive, et il regarde la coqueluche comme une des espèces de la toux stomacale.

Faut-il faire maintenant de grands efforts pour combattre les opinions de ces trois médecins? Nous ne le pensons pas; d'ailleurs, ce que nous dirons, en établissant notre théorie, prouvera combien ces opinions sont erronées. Quelle idée peut-on se faire d'une maladie dont le siége varie? comment caractériser une affection qui, tan-

---

(1) *Versuch einer allgemeinen Geschichte des Keichhustens*, etc. (*Essai sur l'histoire générale de la Coqueluche*, 1 vol. in-8°., Marbourg, 1791.) V. *Journal de méd.*, t. xc, p. 120.

(2) *Institutiones medicinæ rationalis*, in-12°. Marb., 1688.

(3) *Ratio medendi*, Vindeb., 1777-1789, t. ii.

tôt serait dans les poumons, dans l'estomac, et tantôt dans les intestins? Mais en supposant que l'essence de la maladie fût la même, la différence de son siége devrait nécessairement apporter tant de modifications dans la production des phénomènes morbides, qu'on ne pourrait pas se dispenser de noter ces principales différences et de les classer comme des espèces particulières. D'ailleurs, si cette opinion était vraie, ne suffiraitil pas de donner des purgatifs et des vomitifs pour guérir la coqueluche? Les bons praticiens savent aujourd'hui le peu de confiance que l'on doit accorder à ces médicamens.

Danz a manifestement confondu certaines complications avec la maladie principale. Il a souvent combattu avec avantage ces complications, et parce qu'il a vu la coqueluche céder en même temps, il en a conclu que la toux convulsive avait plusieurs siéges. Cette manière de raisonner l'a conduit à la théorie qu'il adopte : ce n'est pas le seul exemple de l'influence qu'une pratique, quelquefois heureuse par hasard, peut avoir sur une théorie qu'on admet sans autre réflexion, et dont l'erreur même séduit.

La plupart des médecins ont eu des idées fausses sur la nature des maladies qu'ils appelaient catarrhales. C'est en quelque sorte à regret qu'ils les rapportaient à l'irritation. Le catarrhe était à leurs yeux une affection qu'ils auraient volontiers rangée parmi les maladies humorales, s'ils n'avaient craint d'être considérés comme humoristes. Cette pensée, malgré les précautions qu'ils ont prises pour la déguiser, perce à travers leurs obscures explications; elle se montre dans tout son jour lorsqu'ils parlent du traitement de cette nuance de l'inflammation.

Parmi les médecins trop occupés des glaires et du mucus rejetés par les malades atteints d'irritation des follicules muqueux, nous pouvons ranger Chambon (1). Ce praticien attribuait au catarrhe la plupart des maladies inflammatoires des enfans. C'est sans doute ce qui l'a engagé à dire que la coqueluche est un vrai catarrhe de l'estomac, que la toux et les symptômes nerveux sont sympathiques et que la production de ces phénomènes doit être recherchée dans une affection asthénique de l'estomac. Catarrhe et faiblesse offraient donc la même idée à l'esprit de ce médecin, et suivant lui, l'état passif d'un organe pouvait

____

(1) *Des Maladies des Enfans*, 2 vol. in-8°. Paris, 1790.

donner lieu à une action, à une sécrétion augmentée. Il n'y a qu'un pas de cette idée absurde à l'humorisme le plus grossier : la pratique de Chambon le prouve d'une manière évidente. Evacuer les glaires, donner du ton aux membranes muqueuses, ont été et devaient être les résultats d'une semblable théorie. Marcus et plusieurs autres médecins n'ont point ainsi considéré le catarrhe. Quoique cet auteur ait dit que la coqueluche est une affection catarrhale, il est loin d'adopter l'opinion de Chambon : Marcus pense que le catarrhe est une des nuances de l'inflammation.

Rapprochée de la théorie de Chambon, celle que Tourtelle a émise, en diffère néanmoins beaucoup. Il pense que l'estomac et les poumons sont le siége de la coqueluche, que ces organes sont lésés par un catarrhe qu'il attribue à l'irritation (1). Pour être plus rationnelle, cette opinion n'en est pas moins inadmissible ; en effet ce médecin regarde la coqueluche comme une *affection pneumo-gastrique pituiteuse.*

On doit s'étonner que Gardien (2), qui se

______

(1) *Élémens de Médecine théorique et pratique,* t. xi.

(2) *Traité complet d'Accouchement et des maladies des filles, des femmes et des enfans,* t. iv, in-8°. Paris, 1816.

montre si judicieux dans ses écrits, ait dit que la dénomination que propose Tourtelle serait convenable, si on admettait en même temps que la sécrétion qui a lieu sur les surfaces muqueuses, est déterminée par un état de spasme. Suivant lui, c'est cette irritation nerveuse *sui generis* qui produit l'ébranlement convulsif du diaphragme et des poumons.

C'est aussi l'opinion de Millot (1). Cet auteur pense que la coqueluche attaque en même temps *la poitrine et l'estomac*; que l'un et l'autre de ces viscères sont affectés d'une irritation spasmodique, et que c'est une convulsion particulière des poumons et du diaphragme qui constitue la toux. L'irritation de l'estomac, d'après lui, n'est que sympathique, et il prétend que les poumons et la gorge sont plus profondément affectés que l'estomac. « C'est à tort, dit M. le professeur Broussais, qu'on a soutenu, d'une manière générale, que le foyer de la coqueluche était dans l'estomac. Voici ce qu'il y a de vrai sur cette question : si les quintes de toux se terminent avec vomissement, elles ne se terminent pas par l'effet

____

(1) *Médecine perfective,* ou *Code des bonnes mères,* 2ᵉ édit.

de la simple *exonération* gastrique, mais parce que, dans cet effort extraordinaire, l'irritation se dissipe en même temps par une foule de sécrétions et par des mouvemens convulsifs. Jamais une gastrite seule n'a donné la coqueluche : il faut toujours une irritabilité inflammatoire des bronches (1). » Nous ajouterons que dans ce cas la gastrique n'est qu'une complication, fréquente sans doute, mais qui n'est point de l'essence de la maladie.

Les auteurs qui ont fait dépendre la coqueluche d'une irritation nerveuse, se sont plus occupés d'expliquer les phénomènes nerveux que l'on observe dans la toux convulsive, que de rechercher la cause organique de ces phénomènes et de remonter à leur véritable source. Aussi ont-ils fait vibrer au gré de leur imagination mobile et désordonnée, tous les nerfs qui se rendent aux poumons, au diaphragme, à l'estomac. Le grand sympathique, dont les actions morbides sont encore si obcures, a paru à plusieurs médecins, le principal moteur des phénomènes qui accompagnent les accès de coqueluche. La hui-

____

(1) *Annales de la Médecine physiologique*, cahier de mai 1824.

tième paire surtout y a joué un grand rôle, et les nerfs du diaphragme n'ont pas été oubliés.

Ces opinions accréditées par des hommes dont le mérite ne peut être contesté, ont presque toujours été reçues sans examen. Transmises par la simple bonne foi et acceptées sans défiance, elles ont jusqu'aujourd'hui régné dans nos écoles. La vérité qu'elles nous promettent, n'en est que plus dangereuse ; c'est un réseau subtil, sous lequel sont venus se prendre les hommes qui, dépourvus de connaissances positives en anatomie, n'ont étudié et ne pouvaient étudier la coqueluche que d'une manière superficielle.

Qu'on ne croie qu'il soit ici seulement question de théorie, les opinions que nous allons chercher à détruire, touchent de plus près qu'on ne pense à la pratique, puisqu'elles ont rendu inexplicable le traitement de la coqueluche. Les médecins qui les ont imaginées et ceux qui les ont propagées se sont appuyés sur elles pour multiplier les médications les plus disparates, pour entasser sans choix et sans méthode, une multitude de remèdes nuisibles, enfin pour aggraver une maladie que la nature seule eût guéri.

Cette théorie, basée sur la prétendue lésion des nerfs, a fait abandonner la pratique simple et rationnelle de Sydenham, d'Huxham et de plusieurs autres médecins non moins célèbres ; bien plus on l'a décriée, tant est grand l'empire du préjugé sur l'esprit des hommes vulgaires !

Il est sans doute difficile de détruire les erreurs auxquelles les médecins se sont depuis long-temps accoutumés. Mais faut-il les laisser subsister ces erreurs, par la seule raison qu'elles nous viennent d'hommes vantés ? Faut-il laisser répandre une fausse théorie, parce qu'elle a été imaginée par un médecin que la faveur ou sa réputation, bien ou mal acquise, a fait parvenir ? De quelque source que l'erreur vienne, quelque vieille qu'elle soit, elle doit être mise à nu. L'ancienneté seule n'est pas un titre à notre respect, et l'autorité d'un nom fameux ne doit plus être aujourd'hui le tyran de l'opinion.

Les considérations d'Hufeland sur la variole naturelle et inoculée, l'ont conduit naturellement à disserter sur la coqueluche (1). Suivant lui, c'est une maladie nerveuse, sa cause essentielle est un irritant subtil *qui attaque les nerfs*. Il se fonde sur ce que certains symptômes qui annoncent le paroxysme sont convulsifs ; mais

---

(1) *Bemerkungen über Blattern,* etc., p. 421 et suiv.

ce célèbre médecin n'ignorait pas sans doute qu'un grand nombre de maladies inflammatoires donnent lieu à des accidens nerveux, et qu'il suffit de faire cesser l'inflammation pour dissiper ces phénomènes, qui sont ou sympathiques ou idiopathiques d'une irritation de l'encéphale. Rapporter ces modifications organiques à l'affection des nerfs, isoler ces nerfs du centre cérébrospinal pour étudier leurs influences, indépendamment de l'affection morbide du cerveau et de la moelle épinière dont elles partent, n'est-ce pas admettre une erreur grave, et prendre l'effet pour la cause ? Si l'on demandait aux partisans de cette théorie, pourquoi les nerfs sont affectés dans la coqueluche, répondraient-ils avec Hufeland qu'un irritant subtil les attaque ? Qui ne voit qu'une telle réponse n'a pour base qu'une hypothèse ingénieuse, il est vrai, mais futile ? On pourrait leur demander encore de quelle nature est cet irritant subtil, et comment ils prouveraient son existence ? Cet irritant, en supposant qu'on l'admît, devrait nécessairement produire une stimulation sur les nerfs, et cette stimulation un afflux de sang où d'humeurs; une substance, quelle qu'elle soit, peut-elle rester en contact avec des parties excitables, sans pro-

duire aucune modification dans leurs tissus, surtout si elle y a séjourné pendant un certain
temps ? D'ailleurs les autopsies ont-elles montré
cette altération des nerfs ?

Hufeland place le siége de la coqueluche dans
la huitième paire de nerfs, supposition que les
autopsies démentent de la manière la plus manifeste. Hufeland pourrait diré que pendant la
vie les nerfs sont altérés dans leur action, et
qu'ils ne laissent aucune trace de lésion après la
mort. Mais s'il en est ainsi, qui peut nous assurer qu'ils ont été malades ? L'irritation de ces
nerfs et de leurs ramifications, dit ce savant médecin, provoque cette quantité énorme de mucus, qui occasionne l'ébranlement général des
poumons et un soulèvement continuel de la respiration. C'est à tort sans doute qu'il attribue à
l'affection des nerfs pneumo-gastriques, la production du mucus surabondamment sécrété par
la membrane muqueuse des bronches ; l'analogie repousserait une semblable explication, si
la physiologie ne fournissait mille preuves pour
la détruire. En effet, l'action augmentée des
follicules muqueux est indépendante de l'action
morbide des nerfs pneumo-gastriques. Si l'on
adoptait cette théorie, on ne pourrait se refuser

d'admettre que dans le coryza, l'inflammation chronique de la vessie, l'uréthrite, la vaginite, l'otorrhée, l'écoulement d'un mucus glaireux ou purulent qu'on observe, dépend de l'affection des nerfs qui se rendent aux fosses nasales, à la vessie, à l'urèthre, au vagin, dans le conduit auditif, et que c'est à cette affection que l'on doit rapporter la sécrétion surabondante des fluides excrétés. D'ailleurs les irritations du canal de la respiration et celles du tube alimentaire, ne sont pas toujours accompagnées d'une abondante sécrétion de mucus, et cependant tout fait croire que les nerfs pneumo-gastriques et trisplanchniques ne restent point passifs pendant la marche de ces maladies.

Mais les nerfs de la huitième paire ne sont pas, selon Hufeland, les seuls qui soient lésés dans la coqueluche. « Le nerf diaphragmatique, « dit cet auteur, est surtout affecté. » Le sifflement de l'inspiration et le resserrement de la glotte, lui semblent le démontrer ; il cherche à expliquer ce dernier phénomène, mais l'explication qu'il en donne, est fondée sur une erreur anatomique. Hufeland s'est trompé lorsqu'il a cru que le nerf diaphragmatique envoie plusieurs branches à la glotte. Après avoir expliqué comment les secousses convulsives de la toux forcent le diaphragme à un mouvement antagoniste, l'auteur dont nous examinons l'opinion, dit qu'il y a un combat violent entre les deux puissances inspiratrice et expiratrice et la forte contraction du diaphragme, irrité par ses appendices inférieurs, avec les muscles du bas-ventre. « Si cette irritation s'élève au plus haut degré, continue Hufeland, elle se communique nécessairement au cardia qui a des connexions avec lui et qui est déjà par lui-même très-sensible ; alors l'estomac entre en contraction, la surface inférieure du diaphragme est irritée de plus en plus, le thorax est dilaté, le vomissement enlève le stimulus des nerfs pulmonaires et la convulsion cesse. Ainsi le vomissement est ici, poursuit l'auteur, le vrai antagonisme du spasme des poumons, quoiqu'il naisse de la même cause ; il n'a pas lieu plutôt ou dès le principe, parce que les nerfs de l'estomac sont beaucoup moins sensibles et moins irritables que les vaisseaux bronchiques et exigent un plus haut degré de spasme. » Cette explication date de 1793. Nous aurions peine à croire que l'auteur l'avoue encore aujourd'hui, et nous aimons à nous persuader qu'un homme aussi judicieux qu'Hufeland l'a abandonnée depuis long-temps.

Il résulte de la théorie adoptée par ce médecin, que la coqueluche est une affection nerveuse, que les nerfs pneumo-gastriques et diaphragmatiques y jouent le rôle principal ; que c'est à l'action des nerfs de la huitième paire qu'on doit attribuer la sécrétion augmentée du mucus; que les vomissemens qu'on observe à la fin des quintes de la coqueluche, dépendent d'une sympathie du diaphragme sur le cardia, et que le spasme de la glotte, l'inspiration brusque et bruyante, et les secousses convulsives de la toux, sont produits par l'action des nerfs diaphragmatiques et du diaphragme lui-même.

Toutefois on ne peut nier que l'ensemble de cette théorie ne soit ingénieux, elle paraît rendre raison de tous les phénomènes qu'on observe pendant un accès de coqueluche ; mais elle perd tout appui lorsqu'on l'examine en détail. Les nerfs accusés de produire les accidens convulsifs sont mis en jeu par un irritant subtil, que l'auteur a imaginé; aucune preuve nécroscopique ne vient appuyer l'opinion d'Hufeland. Dans l'esprit de ce médecin, le spasme des poumons l'emporte sur le spasme de l'estomac, et pour expliquer ce phénomène, il suppose que les nerfs de l'estomac *sont moins sensibles et moins ir-*

ritables que ceux des poumons! Hufeland paraît oublier que les mêmes nerfs animent l'un et l'autre organes, que les filets du grand sympathique et ceux de la huitième paire de nerfs vont en grand nombre à l'estomac et aux poumons, et qu'en physiologie on ne mesure pas l'irritabilité d'un viscère sur le nombre de nerfs qu'il reçoit, mais bien sur les tissus dont il est composé et sur les fonctions qu'il est chargé de remplir.

A l'époque où ces explications ont été données, les médecins se livraient à des spéculations scholastiques; ils portaient une médiocre attention sur les organes malades, et l'étude de l'anatomie était négligée. Nous n'avons reproduit ici la théorie d'Hufeland que pour faire voir combien, dans l'étude d'une maladie, l'homme le plus ingénieux et le plus habile peut errer lorsqu'il s'abandonne à son imagination. Ce célèbre médecin n'a point fait d'ouvertures de cadavres, au moins il ne le dit pas; il ne prouve rien de tout ce qu'il avance; il présente des hypothèses avec la même assurance que s'il offrait des vérités.

Le sentiment d'Hufeland sur le siége et l'essence de la coqueluche, a entraîné Jahn et la plupart des médecins allemands. Jahn dit que la coqueluche est une affection nerveuse dont le siége est dans la huitième paire et dans les nerfs du diaphragme (1) ; mais ce médecin n'explique pas ces actions nerveuses, parce que, selon lui, elles ont lieu d'une manière inconnue. Hufeland place dans un irritant subtil, le moteur qui fait agir les nerfs ; Jahn, au contraire, croit que la cause de la coqueluche doit être recherchée dans un miasme qui échappe à nos sens, et qui agit sur les nerfs dont nous venons de parler.

Le miasme gratuitement admis par Jahn, n'occupe point Lebenstein Lœbel (1) ; mais celui-ci place aussi le siége de la coqueluche dans les nerfs diaphragmatiques et pneumo-gastriques. « C'est d'abord, dit Lebenstein, une souffrance du diaphragme ; dans la deuxième période, le nerf phrénique et la huitième paire sont très-irrités, et dans la troisième période l'irritation se répand dans l'organisme. Lebenstein Lœbel en-

---

(1) *Nouveau Système des maladies des enfans*, 1803. V. über den Keichhusten. Rudolstadt, 1808.

(2) *Ueber die Angina membranacca, den Keichhusten*, etc. (sur *l'Angine membraneuse, sur la Coqueluche*, 1811.)

tend ici par période la succession des symptômes que l'on remarque dans un accès de coqueluche. Cet auteur suppose que le diaphragme est l'organe qui commence la scène de l'attaque ; que l'irritation des nerfs, après s'être élevée au plus haut degré, est ensuite partagée par l'économie toute entière. Ainsi la cause de l'accès serait d'abord locale ; cette cause deviendrait générale, lorsque les mouvemens convulsifs qui l'exalteraient, seraient arrivés au plus haut degré de leur intensité.

La coqueluche, suivant Paldame, dépend d'une irritabilité exaltée *du poumon* et des organes qui lui sont le plus étroitement unis, surtout l'estomac et le diaphragme (1). Cette théorie annoncée avec plus de réserve, ne diffère pas de celle que nous venons d'exposer. Elle découle de la même source ; elle consacre les mêmes erreurs : nous en dirons autant de celle de Wendt. Ce médecin (2) range la coqueluche dans la classe des maladies ner-

---

(1) *Der Stikhusten*. Halle, 1805.

(2) *Les Maladies des Enfans considérées systématiquement*, 1 vol. (*Die Kinderkrankheiten systematisch dargestellt*, vom Doctor Joh. Wendt. Breslaw, 1 vol. in-8°., 1822.

4

veuses. Il combat les auteurs qui ont cru à l'existence d'une humeur qui est particulière à la coqueluche, et néanmoins il fait dépendre cette maladie
d'un miasme qui lui est propre et particulier, et
que le génie épidémique et la constitution annuelle
engendrent. N'est-ce pas remplacer une erreur
par une autre erreur ? Quelles sont les preuves
de l'existence de ce miasme qui, suivant Wendt
lui-même, ne tombe pas sous nos sens ? Cependant il disserte sur les résultats qu'il détermine
dans les organes. Il raisonne sur un être imaginaire, insaisissable, et il enveloppe d'obscurités
des questions qui demandaient de nouvelles lumières.

Cet auteur, qui paraît avoir presque exclusivement embrassé l'opinion d'Hufeland, dit que si
l'on voulait assigner le siége de la maladie et
marquer les parties dans lesquelles se trouvent,
en quelque sorte, les racines du mal, il faudrait
nommer les branches de l'intercostal, de la huitième paire, du nerf récurrent, *comme principalement souffrant*, et le plexus soléaire comme le
plus prochainement affecté. Il s'élève contre l'o-
pinion de ceux qui pensent que la coqueluche
est le résultat d'une bronchite. Selon lui, les
bronches ne sont que sympathiquement lésées,

et c'est à cette irritation que sont dues les mucosités rendues à la suite des accès. Il croit aussi que la nature de la maladie dépend d'une *diathèse phlogistique et non d'une inflammation formée.* Il cherche à prouver les différences qu'il aperçoit entre l'inflammation proprement dite et l'état de diathèse phlogistique; mais les discussions auxquelles il se livre n'éclairent nullement le lecteur. Par diathèse phlogistique, l'auteur veut-il parler d'une disposition de tous les organes à l'inflammation, d'une irritation générale qui n'attend pour s'établir, pour se localiser, qu'une cause particulière et spécifique ? Par inflammation formée veut-il parler de l'inflammation phlegmoneuse ? On voit évidemment que les idées de Wendt sur l'inflammation sont au moins inexactes. Doit-on s'étonner si les explications qu'il croit donner se ressentent de l'incertitude de son esprit sur ce phénomène morbide et sur les résultats qu'il développe dans l'économie.

Suivant M. Gardien, la coqueluche consiste dans une affection spasmodique de la glotte et du diaphragme qui constitue l'essence de la maladie. « C'est, dit cet auteur, l'irritation particulière qu'elle détermine dans les voies aériennes et sur l'estomac qui produit la sécrétion qui a lieu sur la membrane muqueuse qui revêt cés organes, et qui ne diffère de celle qui a lieu dans les catarrhes des mêmes organes, que par sa périodicité et par la cause qui la produit, qui dépend d'une influence nerveuse et non d'un état inflammatoire (1). » M. Gardien, dont nous venons de rapporter les propres expressions, indique les caractères de la coqueluche et non son siége et sa nature. Il fait dépendre de quelques accidens nerveux, l'irritation et la sécrétion des voies aériennes. C'est prendre l'effet pour la cause et les résultats de la maladie pour la maladie elle-même. En dernière analyse ne faudra-t-il pas rechercher quelle est la cause du spasme des poumons, de la glotte, du diaphragme ?

Théodore Guibert (2) regarde la coqueluche comme une affection essentiellement nerveuse. Suivant lui, une toux simple peut revêtir les caractères de la toux spasmodique, si un état convulsif survient. Il croit que le spasme, réuni à la

____

(1) Ouv. cité.

(2) *Recherches nouvelles et Observations pratiques sur le Croup et sur la Coqueluche*, par Th. Guibert, 1 vol. in-8. Paris, 1824.

toux, constitue la coqueluche, et cet état lui paraît provenir d'une disposition particulière ou idiosyncrasique de l'individu, lequel, dit M. Guibert, est toujours doué d'une grande sensibilité nerveuse. Ce médecin pense que cet état spasmodique affecte particulièrement le diaphragme et les muscles du larynx, et dans certains cas tous les muscles de la tête et des membres, d'où résultent les convulsions générales. La sécrétion du mucus dépend, suivant lui, d'une excitation de la membrane muqueuse de la trachée, des bronches, du pharynx, de l'œsophage et de l'estomac. « On peut se rendre raison de cette sécrétion surabondante, dit M. Guibert, sans admettre pour cela qu'il existe nécessairement une bronchite, une trachéite, ou une gastrite..... » Il croit que les quintes de toux proviennent de l'obstruction des bronches, et il explique les symptômes nerveux de la coqueluche, par le spasme qui, suivant lui, est l'agent principal de ces phénomènes.

Cette théorie ne diffère pas de celle qu'ont adoptée certains auteurs, plus occupés d'expliquer, à leur manière, l'état convulsif, que de déterminer exactement la cause organique qui y donne lieu. Une pareille théorie n'indique ni le siége précis, ni la nature intime de la coqueluche. Cependant son auteur avait l'occasion d'éclairer ces deux points importans de la pathologie. La coqueluche est essentiellement nerveuse, dit M. Guibert, et cette idée absorbe tellement son attention, qu'il abandonne les lumières qu'il a trouvées dans les ouvertures des cadavres, pour les spéculations les plus obscures. Il décrit les phénomènes, il s'imagine qu'il les explique, quoiqu'il n'en ait point recherché les causes dans les organes malades.

Dans quelques autopsies qu'il a faites, il dit avoir trouvé la membrane muqueuse des bronches très-rouge et gonflée. Ces observations s'accordent avec celles de Waht, de Marcus et de plusieurs autres médecins ; mais M. Guibert ne tire aucun parti de ce fait d'anatomie pathologique, puisqu'il regarde les traces de la bronchite comme une complication. Les premiers phénomènes de la maladie qui annoncent manifestement l'irritation des bronches, ne lui prouvent pas que la coqueluche soit une espèce particulière de bronchite. Il semble même se défendre d'admettre qu'une irritation existe dans les bronches, puisqu'il prétend que la sécrétion des mucosités provient d'une excitation de ces canaux. Après avoir rapporté la deuxième et la troisième observation, il remarque que la coqueluche existait avec une phlegmasie des ganglions bronchiques ; cependant tout prouve que les bronches avaient été enflammées ; l'état dans lequel se trouvaient les ganglions suffirait seul pour en donner la certitude, s'il était vrai que chez les deux sujets de ces observations, les bronches étaient dans leur état naturel. Il cite plusieurs exemples de coqueluche terminée par la phthisie pulmonaire, et dans ces cas, il n'est pas étonnant que la membrane muqueuse des bronches ait été trouvée, sinon dans l'état naturel, comme le dit l'auteur, au moins dans un état d'irritation assez léger pour échapper aux recherches de M. Guibert. D'ailleurs ce médecin, dans les conclusions qu'il met à la fin de son livre, range l'amas des mucosités dans les bronches, la rougeur de la membrane muqueuse de ces conduits, la tuméfaction des ganglions bronchiques, parmi les lésions cadavériques les plus ordinaires que la coqueluche laisse après la mort.

Quoique M. Guersent (1) place le siége de la coqueluche dans la *partie inférieure de la trachée*

---

(1) *Dict. de Méd.*, en 18 vol., t. VI, février 1823.

et dans les bronches, et qu'il fasse dépendre cette maladie de l'inflammation de ces organes, théorie que Waht, Marcus et plusieurs auteurs avaient déjà exposée, nous ne devons pas néanmoins séparer les opinions de cet estimable médecin, de celles que nous venons de faire connaître. Il dit qu'on peut attribuer le sifflement particulier et la suffocation imminente qui caractérisent la toux, *à un spasme de la glotte et de la trachée*; que s'il existe une espèce de spasme, il ne peut avoir lieu que dans les bronches dont l'occlusion momentanée à la suite des secousses de la toux s'oppose évidemment à l'introduction de l'air. M. Guersent ne paraît pas d'ailleurs accorder une grande importance à ce spasme des bronches. Il croit que le système nerveux pulmonaire n'est pas étranger aux phénomènes nerveux qui caractérisent la toux de la coqueluche; « quoique la toux varie dans les inflammations du larynx, de la trachée, des bronches, dit M. Guersent, ces maladies ne sont point considérées comme des affections nerveuses, et les différences qu'on remarque dans les caractères de la toux, dans chacune de ces maladies catarrhales, ajoute cet auteur, dépendent plutôt de la *spécialité* même de ces inflammations que de la différence du siége, qui est souvent le même pour plusieurs d'entr'elles. »

Ainsi, d'après M. Guersent, la coqueluche est une maladie *catarrhale* qui a son siége dans la trachée et les bronches, et cette maladie dépend d'une *inflammation spéciale*.

Cette dernière opinion, émise par un médecin dont les écrits sont généralement estimés, mérite que nous l'examinions avec soin, et c'est ce que nous allons faire d'abord.

La coqueluche s'est montrée dans toutes les contrées de l'Europe : il serait difficile de nommer un pays où elle n'ait pas laissé de funestes traces. Elle a été observée dans toutes les saisons; on l'a vue régner pendant les chaleurs brûlantes de l'été (1724, épidémie d'Augsbourg) comme après un hiver rigoureux (1806, épidémie de Milan), ce qui prouve qu'elle ne dépend pas d'une *cause spéciale* qui, en se reproduisant, devrait invariablement la ramener dans un même pays, pendant une même saison et sous les influences d'une température semblable. Les causes de la coqueluche ne sont pas autres que les causes de toutes les maladies inflammatoires. Les symptômes qui l'annoncent ne diffèrent pas des symptômes d'une simple bronchite. Les ouvertures des cadavres n'ont pas prouvé que les traces des lésions aperçues dans les organes fussent les résultats d'une *inflammation spéciale*. D'ailleurs, comment distinguer, dans les cadavres, les traces des inflammations *spéciales*, des traces des inflammations *simples*? Nous les chercherons quand M. Guersent nous aura fait connaître positivement leurs caractères dissemblables. Avant ce temps, nous dirons avec tous les anatomistes que nous ne les y avons pas encore rencontrées. Où sont donc les preuves de l'existence de l'inflammation spéciale? M. Guersent ne pouvant expliquer les caractères nerveux de la toux de la coqueluche, ni récuser le témoignage des lésions organiques qu'il a rencontrées, n'a probablement dit que l'inflammation était spéciale ou particulière que pour échapper aux reproches qu'on aurait pu lui faire d'avoir reproduit le sentiment de Marcus sur le siége et la nature de la coqueluche.

Faire dépendre la coqueluche d'une phlegmasie spéciale, d'un mode particulier de l'inflammation, c'est commettre une erreur grave, dans l'état actuel de la médecine. L'inflammation est une ; quel que soit le siége qu'elle occupe, sa nature est toujours la même ; les différences qu'elle présente dans sa marche, son intensité, sa durée ; les produits qu'elle fournit ne prouvent pas que sa nature soit jamais variable. La marche aiguë ou chronique d'une inflammation provient du plus ou moins d'excitabilité du tissu ou de l'organe dans l'état normal ; son intensité, de la violence et de la persistance de la cause morbide, favorisée par l'idiosyncrasie de l'individu ; sa durée, des moyens primitivement employés pour la combattre, et les produits qui en résultent varient suivant les organes malades et les périodes de la phlegmasie. Ni la physique, ni la chimie, n'ont pu faire connaître, dans ces produits, des différences qui pussent être rapportées à ces inflammations prétendues spéciales. Ceux qui les admettent nous parlent d'un génie épidémique, de miasmes, de virus, de vices, de diathèses dont ils ne connaissent ni le véritable caractère, ni la composition intime, et qui ne sont, ils l'avouent eux-mêmes, que des suppositions, qu'un peu de réflexion suffit pour renverser. Toutes ces prétendues spécialités de l'inflammation cèdent aux moyens antiphlogistiques, qui font aussi disparaître et le génie épidémique, et les vices, et les virus, et les diathèses. Un traitement identique, modifié seulement par quelques circonstances, guérit la rougeole, la variole, la scarlatine. Les symptômes de la syphilis sont détruits par les anti-phlogistiques ; le mercure n'est plus aujourd'hui le spécifique de la vérole. En quoi donc consiste la cause spéciale de ces maladies, si le même moyen dirigé par des mains habiles peut toutes les anéantir ? Si dans chacune d'elles il existait une véritable spécialité, on ne les verrait pas céder à un traitement uniforme. N'exigeraient-elles pas l'emploi d'un spécifique particulier et propre à la nature de chacune d'elles ?

Que les partisans des phlegmasies spéciales recherchent dans les cadavres les caractères ana-tomiques de ces prétendues phlegmasies, et qu'ils nous disent s'ils ont vu autre chose que plus ou moins de rougeur, d'injection dans les tissus malades. S'ils donnaient pour caractères spéci-fiques de ces modes divers de l'inflammation, les ulcérations, les épaississemens des tissus, le gon-flement des glandes et des follicules, il ne fau-drait pas faire de grands efforts pour démontrer que ces altérations annoncent que la phlegmasie a eu un siége varié, différént, mais non une na-ture particulière.

Plus nous examinons cette question des inflam-mations spéciales, plus nous trouvons qu'elle est fausse ; et d'ailleurs elle n'éclaire le praticien ni sur l'action des causes, ni sur la manifestation des symptômes, ni sur la production des altérations pathologiques. Elle ne résout point les difficultés de la pratique et peut au contraire entraîner le médecin dans des erreurs qui sans cesse renaissent d'elles-mêmes.

Dans le dessein d'établir sur des caractères anatomiques, l'existence des inflammations dites spéciales, on pourrait dire qu'on ne les admet dans les membranes muqueuses, par exemple, que pour distinguer l'irritation des vaisseaux sanguins, de l'irritation des follicules et de l'irritation des nerfs de ces membranes ; mais cette objection qui paraît avoir quelque fondement et qui d'ailleurs n'est pas entièrement applicable à la question dont il s'agit, ne peut détruire notre opinion sur l'unité de l'inflammation. En dernière analyse, qu'on étudie ses phénomènes dans l'un ou dans l'autre tissu, l'inflammation n'en est pas moins établie dans le système vasculaire sanguin qui sert à les former ; elle varie par le siége, elle varie par son intensité ; mais son caractère reste invariable.

Nous venons d'analyser avec exactitude et impartialité les opinions des médecins qui assignent

pour cause première de la coqueluche, des insectes, un vice, un irritant fixé sur les nerfs,
un état particulier du sang, et même un miasme,
et nous croyons avoir prouvé que ces idées qui
ne peuvent être ni déduites de l'action des causes,
ni fortifiées de l'évaluation des symptômes et des
résultats cadavériques, sont des erreurs que personne aujourd'hui n'oserait renouveler.

Nous avons examiné avec soin les opinions de
ceux qui prétendent que la coqueluche est une
affection nerveuse, et qui voient dans l'altération
des cordons nerveux, les causes organiques des
phénomènes convulsifs. Nous avons cherché à
prouver que ces opinions n'ont point de bases
réelles, et nous venons de fixer l'attention du
lecteur sur les idées de ceux qui admettent que
les phénomènes nerveux ont leur source dans une
irritation nerveuse *ou spéciale* de la membrane
muqueuse des bronches.

Nous allons maintenant exposer les opinions
des médecins qui pensent que la coqueluche n'est
qu'une *variété particulière* de la bronchite, et
qui font dépendre les symptômes nerveux, de
l'irritation inflammatoire des bronches. Nous
examinerons ensuite s'il y a identité entre la coqueluche et la bronchite, et nous présenterons

notre théorie sur la maladie qui nous occupe.

Waht, célèbre médecin de Glascow, acquit, par une fatale circonstance, des données assez certaines sur le siége et la nature de la toux convulsive (1). (Il vit mourir de la coqueluche trois de ses enfans dont il fit ouvrir les cadavres.) Il affirme que cette maladie est inflammatoire ; qu'elle a son siége dans les bronches, et il fonde son opinion sur ce que 1°. on a toujours trouvé les bronches enflammées ; 2°. l'invasion de la coqueluche est toujours accompagnée de dyspnée, de symptômes d'affection catarrhale ; 3°. le pouls est plus ou moins dur, plus ou moins fréquent, plus ou moins irrégulier.

Si les enfans qui ont succombé à la coqueluche avaient la trachée-artère, les bronches et les cellules aériennes dans un état d'inflammation, à quelle autre cause, demande Waht, doit-on attribuer la mort ? « On a trouvé cet état inflammatoire, continue ce médecin, dans les cas où les accès de la coqueluche ont continué jusqu'au dernier instant de la vie, et où tous les symptômes étaient essentiels à la maladie. » Waht

----

(1) *Treatese on the history*, nature *and treatment of* chincough. Glascow, 1812.

ne voit aucune différence entre la coqueluche et la bronchite, et il ne conçoit pas qu'on puisse encore douter un instant de l'identité de ces maladies. Marcus est entièrement de cet avis, et il déclare qu'il avait cette idée avant d'avoir connu l'ouvrage de Waht, qui, au rapport du médecin de Bamberg, n'est parvenu sur le continent qu'en 1815.

L'opinion de Waht, adoptée et développée par Marcus, et fortifiée du sentiment de Badham, à qui nous sommes redevables d'un excellent ouvrage sur la bronchite, paraît être aujourd'hui l'opinion dominante parmi les médecins. Cependant Albers l'a combattue (1). Cet auteur dit que la coqueluche ne se présente pas d'une manière aussi prompte que la bronchite. « La coqueluche, dit Albers, est une maladie des nerfs de la poitrine et n'est point essentiellement liée avec l'inflammation. Elle règne le plus souvent épidémi-

______

(1) Carl Badham's *Versuch über die Bronchite oder die Entzündung der Luftröhrenaste*, *übersetzt von Kraus, mit Anmerkungen med einer Vorrede herausgegeben von* J. A. Albers. Bremen, 1815. (*Essai sur la bronchite*, ou *Inflammation des bronches*, de Charles Badham, avec une préface, publié par J. - A. Albers. Brême, 1815.)

quement, et je crois que la plupart des enfans guérissent sans aucun secours de la médecine. Or cela serait-il possible, s'écrie-t-il, si elle était toujours accompagnée d'inflammation? Et voyons-nous autant d'enfans affectés de pleurésies, de bronchite, guérir spontanément? Suivant Albers, la coqueluche peut se compliquer de bronchite, et le caractère de l'association de la bronchite avec la coqueluche consiste, en ce que l'inflammation devient facilement chronique. Cet auteur est persuadé que dans un grand nombre de cas, lorsque les enfans meurent de phthisie, après la coqueluche, leur mort doit être attribuée à la bronchite chronique. Waht, dit Albers, fait encore la faute d'admettre la bronchite comme une maladie catarrhale, comme d'autres médecins ont fait celle de compter le croup parmi les inflammations catarrhales, parce que les symptômes d'un catarrhe le précèdent quelquefois; mais dans la laryngite, dans la trachéite et dans la bronchite, les vaisseaux sanguins souffrent principalement, comme on l'a déjà dit si souvent, tandis que dans le catarrhe, c'est la membrane muqueuse de la trachée et de ses ramifications et surtout les glandes qui souffrent. Que des accidens inflammatoires précèdent la coqueluche, comme dans le catarrhe, cela ne prouve pas plus sa nature inflammatoire, continue Albers, que la bronchite qui se développe dans son cours ne prouve qu'elle n'est pas nerveuse. Albers convient qu'on doit rapporter à la bronchite les lésions qu'on observe dans les bronches et les cellules aériennes. Marcus qui cherche à combattre les objections d'Albers, prend acte de l'aveu que ce médecin vient de faire. Si ceux qui meurent de la coqueluche, dit-il, ne présentent rien autre qu'une inflammation de la trachée, de ses divisions et des cellules aériennes, on est autorisé à conclure que l'essence de la maladie consiste dans l'inflammation de ces organes.

Il résulte des objections d'Albers qu'il regarde la coqueluche comme dépendante d'une souffrance des nerfs de la poitrine; que la bronchite complique souvent cette maladie; mais qu'elle ne constitue pas essentiellement la coqueluche. Marcus, au contraire, soutient avec Waht que la toux convulsive n'est qu'une bronchite; que son caractère est catarrhal depuis le commencement jusqu'à la fin.

« On a été long-temps fort incertain, dit M. le professeur Broussais, sur la place qu'il convenait

d'assigner à la coqueluche, dans un tableau no-
sologique, et définitivement on avait pris le parti
de considérer cette maladie comme une névrose...
La coqueluche consiste dans une bronchite avec
vive sensibilité de la muqueuse enflammée. C'est
à l'influence de l'espèce de démangeaison de cette
membrane que sont dûs les mouvemens convulsifs
de la toux, ainsi que la contraction simultanée
de l'estomac, qui va souvent jusqu'au vomissement, et que la membrane interne de ce viscère
s'échauffe et s'enflamme fréquemment par la répétition de ces efforts convulsifs (1)...

Suivant M. Fourcade-Prunet, les symptômes
nerveux de la coqueluche, qu'on a classés au
nombre des névroses, sont le résultat de l'inflammation de la membrane muqueuse pulmonaire,
avec augmentation de la sensibilité et de la con-
tractilité du tube aérien que l'irritabilité particulière du sujet et les causes générales d'excitation
provoquent, sous l'influence de la bronchite (2).
Nous l'avouons, en ouvrant le livre de M. Fourcade-Prunet, nous avions cru que ce médecin,

____

(1) Voy. *Annales de la Médecine physiologique*,
mai 1824, p. 471.
(2) Ouv. cité.

qui paraît s'être attaché à prouver que les maladies nerveuses des auteurs doivent être rapportées à l'irritation de l'encéphale et des nerfs, n'aurait point fait dépendre la toux convulsive de causes si vagues et si incertaines. Suivant lui, la coqueluche n'est qu'une variété de la bronchite ; mais il ne dit pas en quoi consiste cette variété. La toux convulsive lui paraît dépendre de la démangeaison que le malade éprouve dans la membrane interne des bronches dont la sensibilité augmente par l'action de gaz irritans, ou par l'impression d'un air vif et froid.

Le docteur Pierson dit que la coqueluche a son siége dans la membrane muqueuse qui revêt la trachée, les bronches et les cellules aériennes (1). Il blâme les auteurs qui pensent que la toux convulsive dépend de l'affection de l'estomac et des intestins.

Puisqu'on reconnaît, dit le docteur Boisseau,

----

(1) *Medical Dissertation on Chincough*, etc., *sur le diagnostic et le traitement de la Coqueluche*, dissertation médicale qui a obtenu, pour l'an 1822, le prix de Boylston ; par A.-L. Pierson, M. D., membre de la Société de Massachussets, 51 pag. in-8. Salm. 1824. Voy. *Bullet. des Sc. méd.*, sept. 1826.

que la sécrétion du mucus bronchique est le produit d'une irritation de cette membrane, puisqu'à l'ouverture des enfans morts à la suite de la coqueluche, on trouve cette membrane phlogosée, puisqu'enfin les causes de la coqueluche sont les mêmes que celles de la bronchite, connue sous le nom de catarrhe pulmonaire, il est évident que la coqueluche n'est qu'une variété de la bronchite ; mais une variété qui a ceci de particulier que les symptômes qui la caractérisent se manifestent avec le type intermittent irrégulier (1).

M. Laennec regarde la coqueluche comme une variété du catarrhe pulmonaire (2).

C'est aussi l'opinion du docteur Dewees (3). La coqueluche, dit ce médecin, est une inflammation catarrhale de la membrane muqueuse des voies respiratoires avec une sécrétion augmentée du mucus bronchique.

______

(1) *Dict. abrégé des Sc. méd.*, t. v, 1822.
(2) Ouv. cité, t. 1.er, p. 186.
(3) *A treatise on the physical and medical Treatment of Children*, by William P. Dewees, M. D., 1 vol. in-8. Philadelph., 1825, 2.e partie, *of the diseases of Children*, p. 408.

L'idée admise et soutenue avec talent par les auteurs précités, et qui consiste à considérer la coqueluche comme le résultat de l'inflammation des bronches, et de la fin de la trachée, a répandu un jour nouveau sur le siége, sur la nature de cette affection et sur la méthode de traitement qui lui convient. L'opinion de ces auteurs est-elle en tout point fondée? On ne peut certainement se refuser d'admettre que les premiers phénomènes de la coqueluche soient aussi ceux de la bronchite. La toux, la sécrétion muqueuse et les autres signes de l'irritation des bronches le prouvent d'une manière évidente ; mais n'existe-t-il qu'une simple bronchite, lorsque les phénomènes convulsifs se manifestent ? Les signes de la bronchite ne coïncident-ils pas alors avec des symptômes nouveaux qui annoncent une nouvelle lésion? Tout observateur impartial qui note avec une scrupuleuse exactitude les changemens qu'on remarque lorsque la bronchite simple passe à l'état de coqueluche, ne pourra se refuser de reconnaître qu'il y a une grande différence dans la production des symptômes. Il verra la bronchite se montrer le plus ordinairement comme prodrome de la toux convulsive, persister lorsque celle-ci aura lieu ; mais à cette époque l'irritation des bronches s'offre avec des modifications si remarquables qu'il n'est plus possible de croire qu'elle existe seule. Tout prouve que l'irritation d'un organe très-influent est venue la compliquer, changer son caractère, modifier sa marche, bouleverser en quelque sorte sa manière d'être, et la rendre telle enfin, qu'aux yeux de l'observateur inattentif, elle devient presqu'une maladie nouvelle, tant les symptômes qui l'annoncent varient dans leur intensité et dans leurs effets.

Les médecins qui soutiennent que la toux convulsive n'est qu'une variété de l'inflammation des bronches n'ont point assez réfléchi aux différences que présentent les caractères diagnostics de l'une et de l'autre maladie. Ils ne nous ont pas fait connaître en quoi consiste cette variété de la bronchite, qu'ils décrivent sous le nom de coqueluche, et ils n'ont point assez soigneusement recherché la cause organique qui produit cette variété ou nuance particulière. Cependant on ne saurait douter que les différences qu'on observe entre les symptômes de la bronchite simple et ceux de la bronchite-coqueluche ne dépendent de cette cause. On ne pourrait, sans commettre une grande erreur, attribuer ces différences au plus ou moins d'intensité de la phleg-masie, puisque des observations cliniques exactes et nombreuses prouvent que la toux convulsive peut également résulter d'une bronchite légère et d'une bronchite grave, et qu'on voit souvent la toux conserver le caractère convulsif jusqu'à la mort de l'individu, lorsque la fièvre, une forte oppression et tous les signes d'une violente phlegmasie des poumons surviennent pendant le cours d'une coqueluche qui avait commencé par être très-légère. On ne peut donc pas rapporter cette nuance particulière à l'intensité variable de l'inflammation.

Provient-elle d'une phlegmasie spéciale ? Nous avons démontré que cette espèce d'inflammation, qu'on a voulu établir, n'existe réellement pas.

De ce qui vient d'être dit, suit naturellement cette question : Y a-t-il identité parfaite entre la bronchite et la coqueluche ?

A quelques nuances près que nous ferons connaître, l'identité de la bronchite et de la coqueluche existe réellement jusqu'au moment où la toux prend le caractère convulsif. Des auteurs s'accordent à dire que les prodromes de la coqueluche sont les mêmes que ceux de la bronchite simple. Cette similitude entre les symptômes précurseurs de la toux convulsive et de la bronchite, qu'ils désignent sous le nom de catarrhe pulmonaire, leur a fait ajouter qu'il est difficile, dans la première période, de distinguer ces maladies. Cependant quand on compare les symptômes de la bronchite simple avec ceux de la coqueluche, l'espèce de similitude que l'on croyait voir, disparaît, et bientôt on aperçoit de grandes différences. Elles sont surtout relatives à la durée, à la marche, à la terminaison. La coqueluche dure long-temps; la bronchite simple se termine du dixième, quinzième au vingtième jour. Cette maladie a une marche rapide et continue; au contraire, les progrès de la coqueluche sont lents : les accès de la toux reviennent souvent; mais ils laissent entre eux des intervalles pendant lesquels aucune fonction ne paraît pas troublée sensiblement. La bronchite simple n'a presque toujours qu'une terminaison : c'est la résolution. Elle n'est point mortelle; la coqueluche se termine souvent d'une manière funeste, non par elle-même, mais parce qu'elle dispose les malades à contracter des phlegmasies des poumons, de la plèvre, du canal gastro-intestinal, et surtout de l'encéphale et de ses membranes.

Parmi les auteurs qui ont admis l'identité de

la bronchite et de la coqueluche, qu'ils regar-
dent comme une nuance de la bronchite, il en
est qui croient que l'irritation de la membrane
muqueuse des bronches suffit pour déterminer
le spasme des vésicules aériennes, du diaphragme,
de la glotte et des muscles expirateurs; mais ils
leur eût été facile, faut-il encore le répéter, de voir
que dans les premiers temps de la maladie, c'est-
à-dire lorsque la bronchite est simple, la toux n'a
aucun caractère convulsif. Cependant la membrane muqueuse des bronches est irritée. Si l'irritation de la membrane bronchique suffisait pour
donner lieu au spasme dont nous parlons, ne
l'observerait-on pas dans tous les cas où les bronches sont irritées, dans la bronchite simple, dans
la bronchite grave, dans la pneumonie qui succède à une vive inflammation des bronches ? Il
y a donc une cause organique particulière qui
produit ce spasme, et c'est cette cause qu'il importe
porte de rechercher.

Marcus qui fait tous ses efforts pour prouver que
la bronchite et la coqueluche sont deux maladies
identiques, attribue le spasme dont nous parlons,
à un mucus tenace qui, accumulé dans les ramifications des bronches et même dans les vésicules
aériennes, obstrue ces canaux, y empêche l'ac-

cès de l'air, sollicite la toux et met en jeu sympathiquement et convulsivement toutes les puissances expiratrices. Telle est, suivant Marcus, la cause des accès et des accidens nerveux qui les caractérisent, et il s'appuie sur ce que la toux cesse immédiatement après que l'humeur lymphatique est expectorée ou vomie. Galien (1) avait déjà dit que dans l'intervalle des accès, il se fait une collection de matière morbifique qui, portée à un certain point, produit le paroxysme de la toux. Mais si l'amas du mucus dans les bronches était la seule cause du spasme qui accompagne la toux de la coqueluche, si surtout la ténacité du mucus rendait cette toux plus intense, donnait aux accidens spasmodiques plus de force, plus de fréquence, plus de continuité, les accès seraient plus longs, plus violens dans la dernière période de la coqueluche, puisqu'à cette époque de la maladie, la matière est tellement épaisse et tenace qu'on la prendrait pour de l'albumine concrète. Au contraire, les phénomènes nerveux sont très-violens dans les premiers temps de la maladie, et cependant les matières amassées sont glaireuses, filantes, peu te-

---

(1) *Galeni opera omnia*. Venet., in-fol., 1826.

naces. Dans le croup , lorsque des matières épaisses obstruent les voies respiratoires et ferment tout passage à l'air, la toux n'a point le caractère de la toux de la coqueluche. Quelquefois le larynx, la trachée, les bronches sont tapissés par une membrane consistante, ou sont remplis d'un fluide puriforme très-épais, et cependant les malades n'éprouvent pas de toux convulsive, non-seulement à la fin de la maladie, mais même dans une période moins avancée. Que l'embarras des bronches sollicite la toux, on le conçoit facilement : c'est un corps étranger dont le poumon cherche à se débarrasser ; mais qu'un tel amas de mucosités, de pus ou de matières plus ou moins épaisses provoque une toux convulsive, suffocante, semblable à celle qu'on observe dans les accès de la coqueluche, c'est ce qu'il est impossible de prouver.

Il est bien évident que la coqueluche n'est pas une bronchite simple ; que les accidens nerveux qui sont propres à la coqueluche dans une période avancée, ne se rencontrent jamais dans tout le cours de la bronchite simple ; que la cause organique de la toux convulsive et des accès qui caractérisent la coqueluche ne dépendent pas de la lésion primitive des nerfs phréniques, pneumo-gastriques, récurrens, trisplanchniques. Quelle est donc la cause organique qui transforme en quelque sorte la bronchite en coqueluche ?

Les médecins qui auront analysé avec impartialité les théories et les opinions des auteurs cités plus haut, reconnaîtront avec moi que la coqueluche n'est effectivement qu'une bronchite, compliquée d'irritation encéphalique. L'inflammation des bronches est toujours primitive, et l'irritation du cerveau consécutive. Tant que la bronchite est simple, la toux n'offre rien de particulier ; mais lorsque le diaphragme, les muscles expirateurs, ceux de la glotte, du larynx, la membrane postérieure des bronches, les vésicules aériennes des poumons et même le voile du palais, suivant M. Laennec (1), entrent en action, sont unis spasmodiquement sous l'influence de l'irritation cérébrale, la toux change de caractère, elle devient convulsive ; et chaque fois que l'afflux du sang a lieu dans l'encéphale, la toux revient ; elle se manifeste par accès. Cette congestion intermittente précède la quinte de

____

(1) Ouv. cit., t. 1er, p. 189.

toux, se dissipe avec elle, pour reparaître bientôt et ramener un nouvel accès.

Cette toux a pour résultat l'excrétion d'une matière muqueuse, plus ou moins filante, plus ou moins épaisse et abondante, rejetée par l'expuition et souvent aussi par le vomissement. La sécrétion abondante de la membrane muqueuse des bronches doit être attribuée à l'irritation des follicules muqueux et des glandes muqueuses, principalement affectées dans cette maladie ; et comme les dernières ramifications bronchiques sont malades, on peut croire avec Galien et Marcus que la présence de la mucosité dans les dernières portions de ces canaux, en y empêchant l'introduction de l'air, renouvelle la toux ; mais comme nous l'avons déjà dit, cet obstacle seul n'est pas suffisant pour donner lieu aux accidens nerveux qui compliquent cette toux.

Lorsque l'irritation cérébrale se manifeste, que le sang afflue dans l'encéphale et que l'obstacle à l'introduction de l'air dans les bronches existe, l'accès commence. Le cerveau irrité devient le siége d'une plus grande quantité de sang ; il y a d'une part action des poumons sur le cerveau par la huitième paire de nerfs et par le moyen des nerfs phréniques, et des nerfs qui vont animer les muscles qui meuvent le thorax, il y a réaction du cerveau sur ces muscles, sur la glotte et sur le diaphragme ; une inspiration longue, bruyante s'effectue, la glotte se resserre spasmodiquement pour empêcher que les secousses du diaphragme, que l'action des vésicules bronchiques et des muscles qui meuvent le thorax, n'expulsent tout l'air qui s'est introduit dans l'organe pulmonaire. Ces secousses détachent le mucus amassé dans les bronches. Lorsque l'air inspiré est presqu'entièrement chassé ou lorsqu'il a perdu ses qualités vivifiantes, alors une nouvelle inspiration longue et sonore a lieu. Le bruit que l'air fait en traversant l'ouverture rétrécie de la glotte, indique que les cordes vocales sont tendues et rapprochées l'une de l'autre ; les phénomènes de l'expiration par secousse recommencent jusqu'à ce que la matière amassée parvienne dans la trachée et qu'elle soit réjetée avec force, en passant par la bouche, les fosses nasales, et en s'accompagnant de vomissement et quelquefois d'hémorrhagie.

Le resserrement de la glotte n'est pas un phénomène particulier à la toux de la coqueluche. Il existe dans toutes les espèces de toux, si elles sont un peu vives, et si elles sont provoquées par un effort que fait le poumon pour se débarrasser des corps étrangers qu'il renferme. Les expériences de MM. Bourdon et J. Cloquet prouvent que la glotte se ferme pendant la toux, et que ce phénomène a lieu aussi dans les efforts que nous faisons pour chasser du ventre ou de la poitrine, les matières des sécrétions ou le résidu de l'alimentation. Dans la toux simple ce phénomène offre le même mécanisme, et il a un résultat semblable. Mais le resserrement de la glotte n'a lieu que pendant l'expiration; au contraire durant les accès de coqueluche on l'observe dans l'inspiration et l'expiration. Chez les enfans atteints de croup, ce symptôme ne se remarque que lorsque l'inspiration s'effectue. Il est ici déterminé par la souffrance du larynx qu'un grand volume d'air pourrait distendre outre mesure. Chez ceux qui sont affectés de coqueluche ce resserrement de la glotte dépend d'une influence sympathique que le cerveau irrité envoie aux muscles du larynx et principalement aux thyroaryténoïdiens, crico-arythénoïdiens et aux arythénoïdiens postérieurs.

Les mouvemens convulsifs qu'éprouve le diaphragme ont un caractère particulier durant la

toux de la coqueluche. D'abord il y a relâchement assez prolongé de ce muscle et action des
muscles inspirateurs; ensuite convulsion du diaphragme et des muscles expirateurs. Le docteur
Reveillé-Parise qui a été atteint de la coqueluche
à l'âge de quarante ans, nous a dit avoir senti les
secousses des contractions spasmodiques du diaphragme et des muscles expirateurs. A la suite
des quintes de toux, il éprouvait une grande fatigue dans la base de la poitrine et vers les attaches
du diaphragme.

Si l'on fait attention au mouvement d'inspiration qui précède ces convulsions du diaphragme
et des muscles expirateurs, on ne tardera pas à
reconnaître (mettant à part l'obstacle que l'air
éprouve à traverser la glotte rétrécie) que la trachée, les bronches et les cellules aériennes ressentent aussi un resserrement qui rend difficile
l'accès de l'air dans ces canaux. Ce qui se passe
dans cette circonstance a quelque rapport avec
ce qui a lieu dans les accès d'asthme.

La structure anatomique des canaux conducteurs de l'air, prouve la possibilité du resserrement qu'ils éprouvent dans les accès de coqueluche. On sait qu'il entre dans leur composition
des fibres musculaires ou un tissu érectile ca-

pable de contraction. M. Cruveilhier pense que la membrane qui remplace en arrière les cerceaux cartilagineux de la trachée-artère et des bronches chez l'homme a pour usage de rapprocher l'un de l'autre ces cerceaux. « Les nerfs pneumo-gastriques, dit ce professeur, se répandent exclusivement dans les fibres musculaires qui ont pour usage d'opérer le resserrement des conduits bronchiques, quelle que soit l'influence sous laquelle il puisse avoir lieu (1). » Les fibres musculaires de la partie postérieure de la trachée-artère avaient déjà été admises et décrites par Reiseissen (2) et par Eberhard (3). » Elles sont transversales dans l'intérieur du poumon, dit Meckel (4), là où les pièces cartilagineuses sont disposées sans régularité et éparses sur toute la circonférence de l'arbre bronchial ; ces fibres

____

(1) *Observ. anatom. relat. à la structure de la trachée-artère, des bronches et de leurs divisions* ; par M. Cruveilhier. V, *Nouvelle Biblioth. méd.* Juin 1824, t. 5, p. 179.

(2) *De Pulm. structura.* Argentorati, an XI.

(3) *Diss. de musculis bronchialibus eorumque in statu sano vel morboso actione.* Marbourg, 1817.

(4) *Manuel d'Anatomie*, etc., traduction de M. Jourdan, t. 3, Paris, 1825.

musculaires entourent aussi tout le tube aérien. Elles augmentent en proportion inverse des cartilages, et l'on peut les poursuivre plus loin que ces derniers. « L'existence manifeste de ces fibres musculaires sur les rameaux d'une grosseur moyenne, dit M. Laennec, et les phénomènes de plusieurs sortes d'asthmes, me portent à regarder comme une chose certaine la possibilité de l'occlusion momentanée des petits rameaux bronchiques par une contraction spasmodique de leurs parois (1). »

Les accidens nerveux dont nous venons de parler d'une manière générale, ont préoccupé la plupart des auteurs. Ils les ont regardés comme essentiels, et cette idée a beaucoup influé sur la méthode de traitement qu'ils ont adoptée. Presque tous ont pensé qu'il fallait les combattre, et ils ont erré en pratique parce qu'ils avaient erré en théorie. Loin de nous ranger à l'opinion de ceux qui voient dans la lésion primitive des nerfs, la cause de ces phénomènes, nous ne considérons ces nerfs que comme des conducteurs de l'irritation encéphalique, et la série de symptômes que ces auteurs ont décrits comme essentiels,

____

(1) Ouv. cit., t. 1er, p. 189.

nous ne les envisagerons que comme des phénomènes sympathiques qu'on doit rapporter à cette
irritation.

Parmi les anatomistes et les physiologistes
modernes dont les importans travaux ont répandu tant de lumières sur l'action normale et
pathologique du système nerveux, nous devons
particulièrement citer Ch. Bell (1), Magendie
et Desmoulins (2), parce qu'ils se sont occupés
de questions relatives à la fonction respiratoire,
et que ces questions peuvent éclairer le sujet dont
nous nous occupons.

Ces auteurs pensent que les mouvemens respiratoires portent leur influence sur les organes
où vont se rendre plusieurs nerfs, tels que la
huitième paire, le nerf facial (respiratoire de
la face), l'accessoire de Willis (nerf respiratoire supérieur et externe du tronc), le dia-

---

(1) *Exposition du système naturel des nerfs du corps
humain*, par Ch. Bell., trad. de J. Genest, 1 vol. in-8.
Paris, 1825.

(2) *Anatomie des systèmes nerveux des animaux à
vertèbres*, *appliquée à la physiologie et à la zoologie*,
par F. Magendie et A. Desmoulins, 2 vol. in-8. Paris,
1825.

phragmatique (grand nerf respiratoire interne),
le thoracique (nerf respiratoire externe), de
manière que les organes, animés par ces nerfs,
agissent séparément ou simultanément , dans
quelques circonstances dépendantes de la respiration.

Mais avant d'étudier l'action de ce système
de nerfs et de faire servir cette étude à l'explication des phénomènes de la coqueluche, n'est-
il pas nécessaire d'examiner ici plusieurs questions et de rechercher si les rapports anastomotiques des nerfs respiratoires sont les moyens qui
rendent en quelque sorte générale et simultanée
l'action de ces nerfs ; s'il n'existe entre eux que
des liens anastomotiques ; s'ils agissent par eux-
mêmes ou par l'intermédiaire du centre cérébro-
spinal ; si l'état normal ou pathologique de ce
centre nerveux fait varier les phénomènes qu'on
leur rapporte peut-être trop exclusivement ?

Les anastomoses des nerfs respiratoires ne sont
pas les liens qui unissent leur action simultanée,
puisque de fréquentes anastomoses de ces nerfs
ont lieu aussi avec d'autres nerfs qui, dans le
jeu des premiers, pour produire les phénomènes
de la coqueluche, n'entrent en action que d'une
manière secondaire, ou restent même tout-à-fait.

inactifs : c'est ainsi, par exemple, que la cinquième paire, le nerf glosso-pharyngien, le
grand sympathique, les paires cervicales ont de
nombreux rapports anastomotiques avec le facial, la huitième paire, l'accessoire de Willis,
le diaphragmatique et le thoracique. Les nerfs
qu'on appelle respiratoires ne sont donc pas seulement en rapport par des anastomoses? S'ils se
suppléent, s'entr'aident et concourent à produire des phénomènes qui ont un même but,
c'est parce qu'ils se trouvent liés, dès leur origine, qui est presque commune. En effet, ils ne
sont pas en paquet, ni en faisceau; mais sur une
ligne et sur une colonne particulière de la moelle
de l'épine, derrière le corps olivaire, au devant
de la protubérance qui descend du cervelet : la
même bandelette médullaire qui se trouve sur
les côtés de la moelle allongée leur donne naissance : ils correspondent tous au lobe du quatrième ventricule.

Maintenant, si l'on ne peut pas dire que les
nerfs se comportent d'une manière purement
passive, on ne peut pas non plus admettre qu'ils
peuvent agir indépendamment du centre cérébro-spinal; ils ne font qu'un entre eux et avec
l'encéphale pour l'exercice de leur fonction, dit

M. Jourdan. « Nul organe ne peut être comparé au cerveau, ajoute ce médecin (1), car ce viscère maîtrise non-seulement les forces nerveuses qu'il a sous ses ordres immédiats, mais encore tous les autres systèmes organiques qui sont sous sa dépendance indirecte, en sorte que les uns et les autres jouent, par rapport à lui, le rôle subalterne d'agens destinés à l'accomplissement de ses désirs et de ses besoins. » Il est donc évident que l'action des nerfs du système respiratoire, d'où dépendent les phénomènes de la coqueluche, ne peut être isolée de l'action du cerveau sur l'ensemble de ces nerfs.

Mais cette influence cérébrale sera-t-elle la même, si l'encéphale est dans l'état normal, s'il est irrité ou s'il est le siége d'une congestion sanguine ? Les faits que fournissent la physiologie et la pathologie défendent de résoudre cette question par la négative, et ils prouvent manifestement que la réaction nerveuse se montrera avec des modifications particulières dans l'un et dans

____

(1) *Anatomie du cerveau*, etc., par Frédéric Tiédemann; traduit de l'allemand, par J.-L. Jourdan, D. M. P., 1 vol. in-8. Paris, 1825. Voyez le discours préliminaire dont M. Jourdan a enrichi cet ouvrage.

l'autre cas. Il faudra donc toujours rapporter ces modifications au centre cérébro-spinal auquel, soit d'une manière directe, soit d'une manière indirecte, vont aboutir toutes les sensations et d'où partent tous les mouvemens organiques et toutes les causes des réactions nerveuses physiologiques et pathologiques. Quelques exemples éclaireront ces propositions : lorsqu'un organe est irrité (je suppose le poumon), sa souffrance est transmise au système cérébro-spinal qui, s'il est exempt d'irritation, réagit sur l'appareil où se trouve l'organe malade; mais de manière à modifier seulement, par le moyen des nerfs, l'action physiologique de la fonction. On n'observe alors aucun phénomène nerveux *insolite*, la réaction nerveuse n'est déterminée que pour mettre l'organe malade dans les conditions nécessaires à la guérison, pour soulager sa souffrance, dissiper la gêne de l'état pathologique. Cette réaction est, à la vérité, une succession d'actes qui sont sortis des bornes ordinaires; mais que l'organe cesse de souffrir, tous les phénomènes dont nous parlons s'évanouissent, et l'état normal un instant troublé, reparaît : c'est ce qui arrive dans la bronchite simple, dans la pneumonie. Qui ne voit combien cette réaction est différente de celle qu'on observe dans un accès de coqueluche ; c'est cette différence qui nous confirme dans l'opinion où nous sommes que les phénomènes nerveux qu'on observe dans cette maladie ne doivent pas être exclusivement rapportés à l'irritation des nerfs respiratoires ; ils ont leur source dans l'irritation et la congestion du cerveau qui coïncide avec l'irritation des bronches. En effet, toutes les fois que le centre nerveux est irrité, il perçoit l'influence de la phlegmasie viscérale, mais sa réaction développe des phénomènes nerveux *insolites*. On aperçoit que deux centres de phlegmasie s'influencent réciproquement : c'est ce que l'on observe manifestement dans les accès de toux convulsive.

Qu'on ne croie pas qu'en rapportant l'origine des nerfs respiratoires au lobe du quatrième ventricule, j'aie voulu inférer de là que ce lobe est lésé dans la coqueluche ; mais j'ai voulu faire pressentir au lecteur que c'est dans cette partie de l'encéphale que l'impression de la phlegmasie va retentir d'abord, qu'ensuite le cerveau irrité réagit sur cette partie qui, à son tour, met en jeu l'appareil des nerfs respiratoires en produisant des phénomènes qui seuls caractérisent la maladie. L'explication que nous venons de donner n'est point hypothétique puisqu'elle résulte de la marche que trace l'anatomie et que suivent les impressions et la réaction nerveuse.

Cela posé, nous croyons qu'il est possible de se rendre raison de la plupart des phénomènes nerveux que l'on observe pendant un accès de coqueluche. Et d'abord, l'accumulation du sang dans l'organe cérébro-spinal, dépend sans doute de l'irritation qui l'y appelle; mais à cette cause ne peut-on pas ajouter la gêne de la respiration, les secousses de la toux, l'empêchement de la circulation qui, en ralentissant le cours du sang dans la poitrine et le cou, produit l'engorgement des veines du thorax, et de proche en proche, celui des sinus vertébraux qui communiquent avec ces veines et qui reçoivent les veines spinales?

Les convulsions des muscles de la face peuvent se rapporter à l'excitation reçue par les filets multipliés du nerf facial. N'est-ce pas à cette influence que doivent être attribués les grimaces, les plis et la tension de la peau du cou, les contractions du muscle peaucier?

Les bourdonnemens d'oreille ne sont-ils pas dûs à l'excitation que transmet ce même nerf facial, lorsque traversant le conduit de Fallope, il s'accole au filet supérieur du nerf vidien, en reçoit des filets, et lui en donne, avant que celui-ci ne le quitte pour aller dans la caisse du tambour, constituer la corde du tympan, qui sort ensuite par la fissure de Glaser?

Quelques petits rameaux du facial; ceux qui suivent les muscles stylo-hyoïdien et stylo-pharyngien ne vont-ils pas exciter les muscles du larynx et ceux du pharynx? Mais ce premier organe reçoit sa principale influence des filets laryngé et récurrent du nerf pneumo-gastrique, et c'est là, sans doute, la source du spasme de la glotte, ou en d'autres termes, la cause de ces alternatives de contraction et de relâchemens des muscles du larynx.

Les nausées, les vomissemens qui accompagnent les accès de coqueluche et qui souvent les terminent, cessent d'être inexplicables. Qui ne voit en effet que ces phénomènes dépendent de l'influence cérébrale sur les cordons stomachiques de la huitième paire de nerfs?

Nous avons admis avec plusieurs auteurs, que la membrane qui complète en arrière les demi-cerceaux cartilagineux de la trachée-artère et des bronches, et celle qui forme ce que l'on appelle les vésicules bronchiques, renferment des fibres musculaires, ou du moins chez l'homme, un tissu cellulaire érectile capable de resserrement et d'expansion. Le spasme qu'éprouvent la trachée, les bronches et les cellules pulmonaires, ne dépend-il pas de l'excitation que ces parties de l'organe respiratoire reçoivent du cerveau par les nerfs de la huitième paire, lesquels vont s'y rendre après avoir formé des plexus autour des bronches? Cette excitation n'a-t-elle pas sa source dans la partie de l'encéphale où les nerfs pneumo-gastriques vont s'insérer?

Les nerfs phréniques, liés aux autres nerfs respiratoires, ne deviennent-ils pas les conducteurs de l'irritation cérébrale? Les secousses convulsives du muscle qui sépare l'abdomen de la poitrine, proviennent-elles d'une autre cause organique?

Quant aux mouvemens des bras et à la nécessité où se trouve le malade d'appuyer ses mains, de s'accrocher, pour ainsi dire, ce mouvement n'est point machinal comme on l'a pensé. Il est involontaire sans doute; mais il est commandé par l'excitation qu'a reçue le nerf accessoire de Willis, lequel va principalement aux muscles élévateurs de l'épaule. C'est ainsi que les muscles qui meuvent le thorax, que cette capacité elle-même prennent un point fixe, et agissent avec plus d'efficacité pour produire en tous sens l'élargissement de la poitrine.

Le nerf que Ch. Bell appelle respiratoire externe (thoracique) a des connexions avec le nerf phrénique, et va se distribuer aux muscles du thorax. Il transmet à la poitrine l'excitation cérébrale qui produit les mouvemens de cette cavité. On voit donc, en analysant les phénomènes de la coqueluche, on voit manifestement que cette maladie est le résultat d'une irritation simultanée des bronches et de l'encéphale, et, comme nous l'avons déjà dit, ces deux foyers s'alimentent l'un l'autre. On pourrait même ajouter que l'irritation cérébrale, en donnant à la toux les caractères qu'on lui connaît, entretient l'irritation des bronches et que les secousses et les efforts réitérés qui accompagnent la toux, en portant avec force le sang vers l'encéphale, et en l'y faisant séjourner, accroît l'aptitude de cet organe à la congestion ; c'est ainsi qu'est mis en jeu sympathiquement l'appareil des nerfs appelés respiratoires.

Quelques médecins ont, les premiers, soulevé le voile qui nous cachait la véritable théorie de la coqueluche.

Alph. Leroy (1) dit que la coqueluche doit être rangée dans la classe des maladies qui affectent les membranes du cerveau, parce que les caractères de cette affection sont essentiellement nerveux, qu'elle est épidémique, très-souvent intermittente, et que, comme toutes les maladies nerveuses, elle a des périodes réglées. « Elle affecte rarement les adultes, dit cet auteur, parce que chez eux les membranes du cerveau ont acquis plus de ressort. » Il eût été peut-être plus exact de dire que la coqueluche est moins fréquente chez les adultes que chez les enfans, parce que le cerveau est moins disposé à l'irritation. Alph. Leroy ne dit point avoir fait d'ouvertures de cadavres, et l'assertion suivante qui est contradictoire à l'opinion de ce médecin, prouve que sa théorie n'était pas basée sur des observations nécroscopiques. « On ne rencontre ordinairement, dit Alph. Leroy, aucune lésion ni dans les poumons, ni dans la tête. »

« Dans chaque accès de cette maladie, lorsqu'elle est intense, dit le docteur Boisseau, l'encéphale est violemment excité (2), et le sang y

____

(1) *Médecine maternelle*, in-8., 1 vol. Paris, 1803.
(2) Dict. cité.

afflue en abondance. Ce flux peut y déterminer un état permanent d'irritation qui explique aisément les convulsions, les spasmes toniques, etc. »

« Lorsque l'on considère superficiellement les symptômes de la coqueluche, on peut croire, dit John Webster (1), qu'ils proviennent de l'affection des organes de la respiration ; mais un examen plus approfondi et une étude plus attentive de cette maladie, montrent que les symptômes pectoraux ne sont pas les seuls phénomènes sur lesquels l'attention doit être dirigée. » Ce médecin remarque très-judicieusement que la douleur de la tête, l'état de plénitude et de rougeur des tempes et des yeux, la gêne que les enfans en éprouvent, le soulagement que les épistaxis procurent aux malades, et enfin l'hydrocéphale qui se présente si souvent à la suite de cette maladie ou pendant sa durée, prouvent que la tête est le siége d'une affection très-grave. Webster dit avoir fait un grand nombre d'observations qui confirment son opinion, et il pense que si tous les enfans pouvaient exprimer ce qu'ils éprouvent plus exactement qu'ils ne le

---

(1) *London medical and physical Journal*, décembre 1822.

font, la douleur de la tête serait indiquée par eux comme le principal symptôme.

D'après ces considérations générales, Webster ne balance pas à placer le siége de la coqueluche dans l'encéphale ; il regarde l'affection des poumons comme sympathique de celle du cerveau, et il considère la toux comme un effort par lequel la nature cherche à débarrasser la tête du sang qui s'y accumule vicieusement, et cela, en dilatant, outre mesure, les poumons, afin qu'ils puissent recevoir une plus grande quantité de ce liquide. Il cite à l'appui de sa théorie une observation de M. Wardrop (1) qui a trouvé des traces évidentes de congestion cérébrale et d'inflammation de cet organe et des méninges, chez un enfant qui avait succombé à la coqueluche. Lui-même a eu occasion d'ouvrir des cadavres et de rencontrer dans le cerveau et les méninges, des traces d'inflammation et de congestion. Dans un cas, il a trouvé *plus d'eau* que les ventricules n'en contiennent habituellement. L'affection cérébrale, considérée comme cause organique de la coqueluche, pa-

____

(1) *Essays on the morbid anatomy of the human eye,* illustrated by plates, 1 vol., 1818.

raît avoir trop exclusivement occupé John Webster. Nous ne nions pas qu'elle ne puisse troubler les fonctions respiratoires : l'apoplexie nous fournit une preuve remarquable de l'influence du cerveau sur les organes de la respiration ; mais pour que la toux ait lieu, il faut que les bronches soient irritées ; et comme tout indique que l'irritation bronchiale préexiste à l'affection de l'encéphale, nous pensons que celle-ci est postérieure à celle-là, et qu'il faut le concours des irritations bronchique et céphalique pour constituer les phénomènes de la toux convulsive.

Le docteur Otto (1) partage cette opinion ; mais ce médecin pense qu'il faut considérer la congestion du sang au cerveau, plutôt comme un symptôme simultané qu'essentiel.

En parlant des médications des organes de la respiration, le docteur Bégin (2) dit qu'on ne peut regarder, avec Webster, la coqueluche comme une affection exclusivement cérébrale ;

----

(1) *Nye hygæa*, août, 1824. V. *Bull. des Sc. méd.*, mars, 1825.

(2) *Traité de thérapeutique*, rédigé suivant les principes de la nouvelle doctrine médicale ; par L.-J. Bégin, t. ii, in-8. Paris, 1825.

mais qu'il est manifeste que cette maladie s'accompagne, se complique souvent d'une irritation secondaire du cerveau.

Les auteurs que nous venons de citer sont dignes d'éloges pour la sagacité qu'ils ont montrée dans l'observation et l'étude des symptômes de la coqueluche. Les signes de l'irritation et de la congestion cérébrale ont frappé leur esprit, et ils ont su séparer ces signes des symptômes de la bronchite. Si Alphonse Leroy avait tiré de sa théorie de justes conséquences pratiques, si, au lieu de se borner à indiquer sa théorie, il avait cherché à l'appuyer sur des faits et sur le témoignage irrécusable des autopsies, elle eût certainement produit une grande sensation parmi les médecins. Cet ingénieux auteur n'a pas su féconder l'excellente idée qu'il avait conçue.

Webster ne se borne point à exposer sa théorie, et à fixer l'attention des observateurs et des praticiens sur les idées aussi nouvelles qu'ingénieuses qu'il a émises ; il veut qu'elles reçoivent la sanction de l'expérience, qu'elles découlent en quelque sorte de la pratique même. Plus de deux cents faits attestent les succès qu'il a obtenus en soumettant le traitement de la coqueluche à la théorie qu'il indique. Elle n'est donc pas une vaine spéculation, puisqu'elle est le résultat d'une attentive observation et d'une longue pratique.

On dira peut-être que la théorie de Webster est inexacte, que les explications auxquelles il se livre sont incomplètes et hypothétiques ; mais il est le premier auteur qui ait bien apprécié l'influence du cerveau sur les poumons dans la coqueluche, et si à tort, sans doute, il a regardé l'organe encéphalique comme le siége primitif de la toux spasmodique, cette erreur même, nous devons le reconnaître, nous a mis sur la voie de la véritable théorie de la coqueluche. Cette théorie que nous avons développée a déjà fixé l'attention de praticiens distingués. Plusieurs membres de la Société Médico-pratique qui ont lu le mémoire que nous avions envoyé à cette Compagnie savante et qu'elle a couronné, ont, par de nouveaux faits, confirmé la justesse de cette théorie, et reconnu l'application heureuse qu'on en peut faire dans la pratique.

Toutefois, il ne suffit pas d'avoir exposé notre théorie, de l'avoir appuyée de toutes les forces du raisonnement, de la certitude de l'expérience, et de l'avoir déduite de l'opinion d'auteurs justement estimés; il faut, pour rendre complète et évidente la conviction que nous voulons porter dans l'esprit du lecteur, consulter les recueils où sont décrites les épidémies de coqueluche qui ont eu lieu depuis 1411 jusqu'à nos jours. C'est dans ces recueils que nous avons trouvé des faits qui donnent plus de poids encore à notre opinion. Les symptômes de la coqueluche la confirmeront aussi. Les autopsies viendront ensuite nous fournir un genre de preuves plus directes, plus sûres peut-être que celles que nous aurons tirées de l'histoire des épidémies et de l'étude des signes : les preuves que donnent les autopsies sont écrites dans les organes et ne peuvent être récusées.

Les causes de la coqueluche, étudiées avec soin, nous donneront aussi de précieux documens; mais ce qui, nous l'espérons, détruira tous les doutes, se trouvera dans l'article où nous examinerons en praticien l'action de tous les moyens qu'on a proposés contre la coqueluche.

Pasquier (1) parle d'une épidémie qui attaqua en mars 1411 plus de cent mille personnes dans Paris seulement. Nous avons déjà dit que c'était une toux si forte, si fréquente, qu'elle déterminait des hernies chez les hommes et faisait avorter les femmes. La guérison de la maladie s'annon-

____

(1) Ouv. cité.

çait par une grande quantité de sang que les malades rendaient par la bouche et par le nez. Pasquier ne dit pas s'ils se plaignaient de douleurs de tête; mais l'hémorrhagie dont il parle fait présumer que l'organe encéphalique était affecté de congestion sanguine.

Mézeray (1), en parlant de l'épidémie qui régna en 1414 à Paris (février et mars) et qu'on appela coqueluche, dit que les malades s'entouraient la tête d'un bonnet pour la garantir du froid. Cette précaution était prise aussi pour apaiser *les douleurs de tête.*

L'historien de Thou décrit une épidémie de coqueluche qui régna à Paris en 1510. Il n'en trace pas les symptômes; mais Sennert (2) dit qu'elle existait avec fièvre, *une grande pesanteur de tête,* une toux et un resserrement du cœur et des poumons; et Hollérius (3) assure qu'elle fut accompagnée de *malignité,* et que les malades auxquels il survenait des *parotides* périssaient promptement. On sait maintenant ce que l'on doit penser des idées que dans ces temps reculés on attachait au mot malignité, et l'on ne saurait

____

(1) Ouv. cité.
(2) *De abdit. rer. caus.,* lib. ii, cap. xii.
(3) *Comment. in Coac.* Hippocrat.

aujourd'hui douter qu'il y ait eu affection céré-brale. C'est au moins l'opinion queSauvages (1) paraît s'être faite de la nature de cette épidémie qu'il rappelle sous les noms de *céphalite et co-queluche.*

En 1557, la coqueluche ravagea presque toute l'Europe. Rivière (2) dit que le caractère prin-cipal était *une véhémente douleur de tête.*

Valleriola (3) caractérise ainsi la maladie : *dou-leurs gravatives à la tête,* respiration difficile, raucité de la voix, frissons, fièvre et toux véhé-mente qui menaçait de suffocation. Les premiers jours, dit cet auteur, la toux était sèche et sans nul crachement. Les poumons se remplissaient d'une humeur cuite, et après le septième ou le quatorzième jour, il survenait une expectoration de matières très-visqueuses et très-difficiles à se détacher, et chez d'autres, d'une humeur claire et écumeuse. Dès-lors la toux et la difficulté de respirer diminuaient. Valleriola dit que ceux qui étaient atteints de cette maladie *se couvraient la tête d'un coqueluchon, croyant, par ce moyen, empêcher la fluxion cérébrale de se porter sur le*

----

(1) Ouv. cité.
(2) *Praxis med.,* 2 vol. in-8. Lyon, 1690.
(3) Ouv. cité.

poumon. Partout l'épidémie présenta les mêmes caractères. Jean Baubin parle aussi *de la pesanteur et de la douleur de la tête*, dans l'épidémie de 1557 qui régna à Bâle.

Baillou (1) dit qu'au commencement du printemps de 1578, on observa des douleurs de tête très-cruelles (*acerbissimi*); il les attribue à un *serum malin*, qui, s'il parvenait dans la gorge ou la trachée-artère, excitait des toux violentes et des envies de tousser. Les médecins, dit Baillou, pensaient que cette maladie était semblable à celle qu'on appelait autrefois coqueluche.

Une autre épidémie dont a parlé Salius Diversus (2), et qui en 1580 parcourut toute l'Europe, fut encore marquée *par une céphalalgie opiniâtre*. Diomède Cornario (3) de Venise, qui décrit cette épidémie, signale aussi la *céphalalgie*. Cesar Campana (4) dit qu'on remarquait surtout *la rougeur des yeux et des vertiges continuels*.

---

(1) Ouv. cité.
(2) *De febre pestilente*.
(3) *Observ. de méd.*
(4) *Istoria del Mondo*, dal 1570 al 1596 ; Venise, 1591 à 1599, 2 vol. in-4.

Rivière rend compte de cette épidémie de 1580 qui se répandit en Languedoc, à Baucaire, Arles, Avignon. Il fait aussi mention de la *céphalalgie*. Quelques-uns, dit ce médecin, étaient emportés par *un délire frénétique*; chez d'autres, la fièvre devenait lente et les consumait par la phthisie.

Sauvages (1), en parlant de l'épidémie de 1751 et de celle de 1760, dit que le *saignement de nez* terminait ordinairement le paroxysme, sinon qu'il y avait à craindre *les convulsions et l'asphyxie*.

Geller (2) décrit l'épidémie qui arriva dans le duché de Mecklembourg, au mois de juillet 1757. Il dit qu'elle était caractérisée par *une grave douleur de tête*, des nausées, des vomissemens, une toux sèche, violente et convulsive. La toux provoquait souvent une *hémorrhagie nasale*.

Dans l'épidémie de Copenhague en 1775, décrite par Aaskow (3), les enfans qui étaient tra-

----

(1) Ouv. cité.

(2) *Scrutinium physico-medicum de Tussi epidemica infantum convulsiva*. Rostock, 1763.

(3) V. *Observationes de Tussi convulsiva, in act. Societatis medicæ Hauniensis*, in-12. Hauniæ, 1777, t. 1, n. 24.

vaillés par la dentition, et ceux qui avaient des vers, étaient atteints d'*éclampsie* durant les paroxysmes de la toux, qui étaient sévères, dit l'auteur. Les pédiluves et mieux encore les demi-bains calmaient les mouvemens convulsifs et empêchaient l'*affluence des humeurs vers le cerveau.*

Arand (1) dit que dans l'épidémie de Mayence en 1769, quelques malades furent emportés par la suffocation ou la *paralysie.*

Ludwig, d'après Mellin (2), dit que les paroxysmes étaient souvent mortels pour les enfans au-dessous de trois ans ; qu'ils devenaient enflés et mouraient *dans les convulsions.*

Dans l'épidémie qui se déclara à Dilligen en 1811, la coqueluche était accompagnée de *délire*, de *mouvemens convulsifs* chez les enfans au-dessous d'un an.

Nous aurions pu grossir cet ouvrage de la relation de beaucoup d'autres épidémies ; de celle

---

(1) *Observ. med. chyrurg.* Goting, 1770.

(2) *Van dem Keichhusten der Kinder welcher in den Jahren* 1768 *und* 1769 *regierte* (de la coqueluche qui a régné épidémiquement en 1768 et 1769), 1 vol. in-8. Francf. et Leipz., 1770.

de Vienne (1746), de Copenhague, de Londres (1767), de Suède (1769), d'Erlang (1770 à 1783), d'Osterode sur le Hartz (1789), de Gênes (1806), de Milan (1815); mais les épidémies que nous avons citées suffisent pour faire voir que la coqueluche s'est presque toujours montrée avec une *douleur gravative à la tête*, quelquefois *avec du délire et des convulsions*. Ces phénomènes ne sauraient être rapportés aux secousses de la toux ; la douleur plus ou moins violente de la tête, douleur qui indique certainement une irritation dans cette partie, existait dans les premiers momens de la maladie.

La pesanteur et la douleur de la tête, la tristesse, l'abattement, l'assoupissement, la rougeur des conjonctives, le coriza, le gonflement et la coloration de la face, symptômes qui, joints à la toux, caractérisent la première époque de la coqueluche, indiquent suffisamment que l'encéphale est irrité dans cette maladie. Il résulte d'ailleurs des observations qui ont été faites par les auteurs, que la coqueluche attaque de préférence les enfans, les femmes ou les personnes très-irritables ; que cette affection détermine souvent chez les enfans à la mamelle l'épilepsie, l'éclampsie, les convulsions, la paralysie ou des symptômes qui annoncent l'irritation et la compression de l'organe cérébral ; qu'elle fait des ravages plus grands parmi les enfans d'un jour à un an, que chez ceux qui ont passé cet âge, parce que, dans la première enfance, l'encéphale très-excitable est aussi, et par cela même, très-disposé à l'irritation. « La coqueluche, dit le docteur Boisseau, est d'autant plus à redouter chez les très-jeunes enfans, qu'à cette époque de la vie les irritations font périr avec la plus grande facilité, quel que soit l'organe où elles résident, parce qu'elles étendent aisément leur influence jusqu'au cerveau, qui est alors si éminemment irritable (1). »

On observe souvent chez les adultes affectés de bronchite simple que la toux ne devient convulsive que lorsque des symptômes d'irritation cérébrale compliquent la maladie principale. Pendant les mois de février et mars de l'année 1825, il se manifesta à Paris une bronchite qui attaqua un grand nombre de personnes. La toux était fréquente, vive, fatigante, chez quelques-uns ; chez d'autres elle présenta les phénomènes de la toux de la coqueluche, parce qu'il s'y joignait

____

(1) Ouv. cité.

une violente céphalalgie. Bien convaincu que l'irritation encéphalique influait sur le caractère de la toux, puisque je n'observais point ces caractères chez des personnes atteintes de bronchite, non accompagnée de céphalalgie, je suis parvenu à détruire l'état convulsif de la toux, en mettant en usage les moyens propres à combattre la céphalalgie et la congestion cérébrale.

Les auteurs disent que les accès de la coqueluche sont souvent précédés d'étourdissemens, de vertiges ; que l'enfant qui est à l'approche d'une quinte, pleure, jette des cris ; et qu'il a des mouvemens de crainte. Peut-on, en étudiant ces phénomènes, les isoler d'un état d'irritation du cerveau?

Tous les praticiens ont observé que le saignement de nez, ou l'excrétion du mucus bronchique et nasale teint de sang, annonce la fin prochaine des accès. Les épistaxis étaient fréquentes pendant les épidémies de Vienne (1746), de Paris (1751 et 1760), du Meklembourg (1757), de Copenhague (1775), de Suède (1769), d'Erlang (1780), de Gênes (1806). Les coqueluches, dit M. Double (1), en rendant compte

(1) *Histoire de la Constitution médicale* observée à

des maladies qui ont régné à Paris pendant le deuxième trimestre de l'an XII, les coqueluches se sont terminées assez souvent, ou du moins les symptômes en ont été singulièrement diminués par de légères hémorrhagies nasales fréquemment répétées et qui se déclaraient indistinctement aux diverses périodes de la maladie. Les médecins de Breslaw, qui ont vu régner cette affection dans la même saison que nous, ajoute ce judicieux observateur, ont fait aussi la même remarque quant aux hémorrhagies nasales. « Nous avons eu, disent-ils, de notables exemples d'enfans, qui, par une hémorrhagie fortuite des narines, ont été délivrés de cette toux. » Est-ce s'abuser que de croire que ces hémorrhagies débarrassaient le cerveau du sang qui l'engorgeait et qu'elles détruisaient l'irritation qui l'y appelait ? N'est-ce pas à la cessation de l'irritation cérébrale qu'on doit rapporter les changemens qui survenaient dans les caractères de la toux ? La coqueluche était alors réduite à une simple bronchite qui cédait bientôt à des moyens appropriés.

____

Paris, pendant le 2ᵉ trimestre de l'an XII, par F.-J. Double. Voy. *Journal général de méd.*, t. XIX, p. 396 et 409.

SIGNES DE LA COQUELUCHE.

Puisque nous avons établi que la coqueluche n'est qu'une bronchite compliquée d'une irritation intermittente de l'encéphale, avec congestion de cet organe, nous ne devrions parler ici que des modifications particulières que l'irritation encéphalique imprime à la toux de la bronchite. La description des phénomènes convulsifs suffirait pour donner au lecteur une idée exacte de la maladie ; en effet, avant l'apparition de ces phénomènes, on n'observe que les symptômes de la bronchite, et tant que la toux de cette affection n'est accompagnée ni de mouvemens convulsifs des puissances expiratrices, ni du spasme de la glotte, on ne peut pas dire que la coqueluche existe.

C'est donc à tort si presque tous les auteurs divisent en trois sections qu'ils nomment périodes, le groupe de symptômes dont ils ont composé la coqueluche. Cette division est arbitraire, puisqu'elle ne rattache pas les symptômes aux modifications organiques d'où ils proviennent.

Ils ont nommé période d'invasion l'ensemble des symptômes qui précèdent ordinairement l'apparition de la toux convulsive, et ils ont dit qu'à cette époque de la maladie, il était difficile de distinguer les prodromes de la coqueluche, des signes du catarrhe pulmonaire ou de la bronchite que souvent ces prodromes ne se manifestaient pas, qu'alors la toux convulsive se déclarait tout-à-coup, et ils ont ajouté que cette espèce de coqueluche était plus dangereuse que l'autre espèce. Notre opinion dissipe le vague que jusqu'à présent les théories anciennes avaient répandu sur le diagnostic de la coqueluche. Il est évident que les signes qu'on a nommés précurseurs appartiennent à la bronchite, et que si quelquefois ils se manifestent en même temps que la toux convulsive, c'est parce que la bronchite est, dès le commencement, compliquée d'irritation cérébrale.

Les signes qui forment ce que les auteurs ont nommé deuxième période, ou période d'accroissement, annoncent que l'irritation encéphalique est jointe à la bronchite, et qu'elle est parvenue au plus haut degré d'intensité.

Les symptômes de la troisième période, qu'on a nommée période de décroissement, indiquent que l'irritation céphalique et bronchique perd de sa force et passe à la résolution.

Nous ne voyons pas la nécessité de conserver, dans la description des symptômes de la coqueluche, ces périodes imaginaires. Telles qu'on les a présentées, elles ne peuvent servir ni à établir un diagnostic certain, ni à diriger le praticien dans l'emploi des moyens thérapeutiques. Il est plus simple et surtout plus exact de décrire d'abord les diverses nuances de la bronchite qui peuvent ou non précéder les accès de la toux convulsive, et de faire ensuite le tableau des phénomènes qui caractérisent cette toux. En procédant ainsi, les lésions diverses et successives des organes sont représentées par les groupes de symptômes qui en proviennent nécessairement; il y a plus d'unité dans leur étude; on remonte d'une manière plus directe et plus prompte à la source des modifications que ces symptômes subissent, et le praticien, éclairé par cette étude physiologique, voit d'un coup-d'œil plus général et plus sûr, les règles certaines et invariables qu'il doit suivre dans le traitement de la coqueluche.

AFFECTIONS QUI PRÉCÈDENT LES ACCÈS DE COQUELUCHE.

BRONCHITE SIMPLE.

La toux est sèche, importune, vive, fréquente, sans aucun changement dans le timbre de la voix. Les lèvres, les joues, sont légèrement et uniformément colorées; la conjonctive a une teinte rougeâtre, la figure paraît un peu gonflée; il y a des éternuemens d'abord fréquens, puis plus rares à mesure que la toux est plus vive. La peau est chaude, halitueuse. Le pouls est souple, rond, peu fréquent. Il se manifeste souvent un accès de fièvre qui dure douze, vingt-quatre ou trente-six heures; alors on remarque quelques légers signes d'irritation gastrique : la langue est un peu rouge à la pointe; mais elle conserve sa mollesse, son humidité, et elle n'est pas contractée; la soif est modérée, la chaleur de la peau est un peu sèche. Il n'y a point de douleurs à la gorge, ni au larynx, ni à la trachée. Le malade éprouve une gêne à la partie supérieure du sternum; mais une grande inspiration ne l'augmente pas sensiblement. La percussion de la poitrine ne donne qu'un son légèrement mat. L'application du sthétoscope ne fait entendre qu'un léger râle muqueux ou un bruit semblable au frôlement de l'air sur un tissu tendu et un peu sec. La respiration est précipitée, légèrement gênée ; mais elle n'est pas accompagnée de menace de suffocation et d'anxiété. La membrane muqueuse des bronches perçoit l'impression de l'air, phénomène qu'on n'observe pas dans l'état normal de ce tissu. Au bout de quelques jours, la toux, quoique aussi fréquente, est moins vive, moins sèche, moins gênante ; du mucus paraît s'être amassé dans les bronches ; et la toux devient grasse, comme on le dit. Elle est alors plus facile, moins fréquente, moins importune. D'abord le malade expectore un liquide aqueux, clair et d'une saveur légèrement salée. Ce liquide acquiert ensuite plus de consistance, il perd la saveur salée qu'il avait, devient plus épais, crémeux, insipide. Les symptômes diminuent d'intensité, la toux cesse du cinquième au dixième jour ; mais il n'est pas rare qu'elle dure plusieurs semaines.

Ce groupe de symptômes a été désigné sous les noms de rhume, de catarrhe pulmonaire, quand les individus qui en étaient atteints étaient disposés à la sécrétion muqueuse, et que l'expectoration du mucus était abondante. On l'a nommé fausse pneumonie lorsque les phénomènes se manifestaient chez un sujet sanguin et qu'ils offraient une plus grande intensité. Ces distinctions et plusieurs autres qu'il n'est pas nécessaire de rappeler ici, ne tiennent qu'à l'idiosyncrasie des malades et à la plus ou moins grande acuité des phénomènes morbides. Elles ne forment point des espèces particulières pour le médecin qui apprécie ces diverses circonstances.

La terminaison la plus ordinaire de la bronchite simple est la résolution ; il est rare que cette maladie soit suivie de toux convulsive. Cependant si cette bronchite se manifeste dans une saison où la coqueluche est épidémique, elle peut se compliquer d'irritation cérébrale et donner lieu à la toux spasmodique.

La bronchite peut varier du plus au moins, elle peut passer à l'état de pneumonie, être compliquée d'angine, d'irritation gastrique. Elle est rarement accompagnée de diarrhée.

BRONCHITE COMPLIQUÉE.

A. Trachéo-bronchite.

Aux symptômes que nous venons de décrire, se joignent les signes suivans : il y a des douleurs sourdes à la trachée ; la toux a lieu par

petites secousses, et comme si elle était empê-
chée. La voix a un son particulier, elle est obscure, profonde, un peu rauque ; l'air semble
traverser un tuyau dépourvu d'élasticité. On entend quelques éclats de voix qui ont de l'analogie
avec ceux de la coqueluche ; mais ils sont moins
forts, moins durables. Le pouls est vif, développé.

B. Bronchite compliquée d'irritation sympathique de l'encéphale.

Cette complication de la bronchite amène
presque toujours la toux convulsive. D'après ce
que nous avons dit, en parlant de la nature
et du siége de la coqueluche, et ce que nous
avons rappelé au commencement de ce chapitre,
le lecteur verra pour quels motifs les symptômes
que nous allons décrire sont en quelque sorte
les véritables avant-coureurs de la toux spasmodique.

Le malade sent des frissons vagues et passa-
gers ; la chaleur de la peau est augmentée. Il y a,
par intervalle, disposition à la sueur. Le pouls
est un peu plus fréquent que dans l'état normal ;
on observe de la fièvre, du malaise, une grande
agitation, et les membres sont endoloris. La respiration est chaude, fréquente, un peu gênée ;

les yeux sont rouges, brillans, larmoyans ; la face est gonflée, colorée ; les éternuemens sont fréquens, avec excrétion par les narines d'un liquide aqueux. La céphalalgie est quelquefois très-intense. Lorsqu'elle n'existe pas, la tête est lourde, elle fatigue. A la vérité la céphalalgie n'est point continue, mais elle revient souvent dans la journée ; elle est accompagnée de pesanteur à la racine du nez, de rêvasserie, de loquacité ; ou bien le malade est triste, chagrin, abattu, assoupi. Si c'est un enfant, il se plaint, il crie, il pleure, abandonne ses jeux ; la tranquillité dont il paraît jouir n'est qu'une agitation déguisée ; il laisse aller sa tête çà et là, et ne sort de cet état de torpeur que pour pousser des cris aigus ; la contrariété même la plus légère l'agite et fait couler ses larmes. S'il dort, il a les paupières entr'ouvertes et le globe oculaire est dirigé en haut ; sa figure change de couleur, et ses lèvres sont légèrement agitées de mouvemens convulsifs.

La toux est d'abord sèche, vive, sans expectoration ; on remarque une singulière altération dans le timbre de la voix : elle est plus sonore que dans la bronchite simple.

Les symptômes qui caractérisent cette nuance

annoncent bien évidemment que la membrane muqueuse des bronches est irritée et que cette phlegmasie réagit sympathiquement sur l'organe cérébral. Si la toux persiste, elle prendra bientôt le caractère convulsif, à moins que l'irritation de l'encéphale ne soit calmée par l'emploi de moyens appropriés. Des épistaxis peuvent aussi arrêter la congestion naissante du cerveau. On les observe fréquemment, et ils sont toujours suivis d'un calme absolu. En effet, même après un léger saignement de nez, le malade est moins abattu, moins chagrin, il sort de l'assoupissement où il était auparavant ; mais il retombe bientôt dans le même état, et enfin, au bout de quatre ou huit jours, la toux s'annonce par quintes qui se succèdent plus rapidement. Elles sont plus longues, plus importunes ; à ces phénomènes se joignent des symptômes évidens de toux convulsive : nous allons les décrire.

ACCÈS DE COQUELUCHE.

Aussitôt que les accès de coqueluche se sont établis, les symptômes précités cessent d'être continus. L'irritation bronchique persiste ; mais l'irritation cérébrale prend le caractère intermittent. On peut dire que l'individu atteint de coqueluche simple n'est réellement malade que durant les accès. Les intervalles qu'ils laissent entre eux peuvent être considérés comme des rémissions complètes, puisque après chaque quinte on voit l'enfant redevenir gai, retourner à ses jeux et se livrer naturellement à son appétit.

Les malades sont avertis de l'approche des accès par une titillation incommode vers la glotte et la trachée-artère. Ils éprouvent une démangeaison dans ces parties. Aussitôt que les enfans sentent ces prodromes, on les voit se préparer en quelque sorte d'eux-mêmes à la quinte qui va les attaquer. Ils se rapprochent des personnes qui les soignent, saisissent les corps solides qui sont à leur portée, y attachent les mains comme pour donner plus de force à la contraction des muscles qui meuvent la poitrine. Ils cherchent à appuyer la tête pour éviter qu'elle soit violemment secouée pendant l'accès. Dans la nuit, ils se réveillent en sursaut, se mettent sur leur séant, appellent leurs parens, jettent des cris d'effroi, versent d'abondantes larmes en se plaignant douloureusement, et témoignent, par tous les moyens que leur donne la nature, la crainte que leur inspirent les approches de la toux.

A près une longue inspiration bruyante, convulsive, accompagnée d'anxiété et d'un râle muqueux, souvent très-prolongé, les malades font avec effort une suite de petites expirations incomplètes, promptes, irrégulières, jusqu'à ce qu'ils recommencent une longue inspiration convulsive et sonore, comme la première, qui est suivie des mêmes mouvemens d'expiration, avec difficulté anxieuse de respirer. Cet accès, qui s'interrompt quelquefois pendant plusieurs secondes, ne cesse entièrement que lorsque les malades expectorent un liquide glaireux, plus ou moins épais, filant et abondant. L'inspiration a lieu avec menace de suffocation et une agitation extrême.

Si l'accès a été long, violent, très-convulsif, si les malades ont mangé depuis peu de temps, ils rejettent tantôt par régurgitation, tantôt par un véritable vomissement des alimens enveloppés dans des matières glaireuses. Mais il arrive souvent que, quoique tous les signes du vomissement aient lieu, l'estomac ne se débarrasse que des glaires qu'il semble contenir, comme on l'observe chez les adultes dans quelques cas de gastrites chroniques.

La quinte est quelquefois si violente que les liquides glaireux expectorés ou vomis sortent en même temps par la bouche et par les narines, ou purs ou mêlés de sang. On a même vu le sang sortir par la bouche, les narines, les oreilles, le bord des paupières, les parties génitales et l'anus. Cette excrétion sanguine, qui arrive dans le plus haut degré de la coqueluche, calme beaucoup les malades ; elle diminue l'intensité du spasme, la violence de la toux, et annonce la prochaine résolution de la maladie. On voit assez souvent les malades rendre leurs excrémens et leurs urines, et la violence des accès est telle qu'elle peut déterminer des hernies, l'apoplexie, des convulsions, l'éclampsie, et chez les femmes, l'avortement.

Il suffit d'entendre une seule fois une quinte de toux convulsive pour ne pas la confondre avec les autres espèces de toux. Comme dans le croup, la voix offre un son si particulier que, de prime abord, le médecin distingue la maladie sans même voir le malade.

L'aspect d'un enfant en proie aux attaques d'un accès de coqueluche, inspire une véritable frayeur à celui qui observe cette maladie pour la première fois. Les yeux du malade deviennent saillans, rouges, ils sont inondés de larmes qui restent supenduès; la peau du cou se gonfle, les veines se gorgent de sang, elles grossissent à tel point qu'on craindrait de les voir se rompre, si l'on ne connaissait l'extensibilité de leur tissu. La face se tuméfie, rougit, devient bleuâtre et même noire; les traits de la figure se bouleversent et sont méconnaissables. Au moment où l'excrétion a lieu, les secousses sont si violentes et si précipitées, qu'il semble que l'économie est menacée d'un bouleversement total. Mais le calme reparaît, comme nous l'avons déjà dit, et après quelques instans d'une respiration haletante, le malade reprend ses occupations ordinaires. Si c'est un enfant, il oublie bientôt l'attaque qu'il a éprouvée.

« Si l'on applique l'oreille ou le stéthoscope à la partie postérieure du poumon, à l'approche des quintes, dit M. Guersent, on reconnaît quelquefois le caractère du râle muqueux ; d'autres fois on ne retrouve aucune espèce de râle. Pendant la quinte, la respiration est complètement suspendue; elle ne s'entend nulle part; mais au moment de l'inspiration l'air se précipite avec un sifflement très-sonore jusqu'à la bifurcation des bronches, et ce qui est très-remarquable, il ne pénètre pas au-delà, avant une ou plusieurs secondes (1). »

M. Laennec s'exprime ainsi : « Lorsque l'on explore à l'aide du stéthoscope la poitrine d'un enfant attaqué de la coqueluche, on ne trouve, dans l'intervalle des quintes, que les signes ordinaires des catarrhes, c'est-à-dire, un bruit respiratoire plus faible ou même nul dans quelques points bien résonnans d'ailleurs, une respiration puérile dans d'autres points, et quelquefois un peu de râle muqueux ronflant ou sibilant. Dans les quintes, au contraire, on ne sent que l'ébranlement imprimé au tronc par les secousses de la toux, et l'on n'entend un peu de *rhonchus* ou de bruit respiratoire que dans les très-courts intervalles qui existent entre les saccades expulsives de la toux ; mais l'inspiration sifflante et prolongée, qui fait le caractère pathognomonique de la coqueluche, paraît se passer en entier dans le larynx et la trachée. On n'entend ni le bruit de la respiration pulmonaire, ni même le bruit respiratoire bronchique, même dans les parties du poumon qui, quelques instans avant et après la quinte, donnent la respiration

____

(1) *Dict. de Méd.*, en 18 vol., t. 6, p. 9.

puérile (1). » Ces remarques confirment notre opinion sur la constriction qu'éprouvent les ramifications bronchiques pendant les accès de la coqueluche.

Les accès reviennent plus fréquemment pendant la nuit que pendant le jour. Les cris, les pleurs, les contrariétés, le refroidissement des pieds, l'usage des alimens stimulans ou des boissons excitantes sont autant de causes qui les provoquent et les ramènent.

Il est impossible de déterminer le nombre des accès que les individus atteints de coqueluche sont susceptibles d'avoir pendant vingt-quatre heures. Les causes que nous venons d'indiquer peuvent les rendre plus ou moins fréquens. Quelquefois on en compte de cinq à dix et même plus dans la journée, souvent même il ne se passe pas dix minutes sans qu'une quinte revienne. Dans ce dernier cas, la coqueluche est très-grave et sa durée est fort longue.

Après une période de quinze jours ou de trois à quatre semaines, les quintes s'éloignent et décroissent insensiblement ; mais il reste une toux sonore, un peu spasmodique pendant quelque

____

(1) Ouv. cité, t. 1er, p. 188.

temps encore , et on a vu cette continuité de la coqueluche avoir lieu pendant plusieurs mois et même durer une année entière.

Cullen dit même qu'il a connu un malade qui, sept ans après avoir eu la coqueluche , ne gagnait jamais un catarrhe sans éprouver un retour de toux convulsive. Holdefreud croit que la coqueluche peut être chronique (1).

La coqueluche qui a lieu dans l'automne dure souvent pendant cette saison , traverse l'hiver, et prend une nouvelle intensité au printemps : elle est difficile à guérir. Celle qui se manifeste au printemps s'apaise quelquefois pendant l'été , reparaît à l'entrée de l'hiver et dure jusqu'au printemps suivant.

L'apparition d'ulcères, de croûtes au nez , de tumeurs sur différentes parties du corps ne ralentit pas la violence de la toux convulsive. Il n'en est pas de même s'il survient des exanthèmes ; d'après la remarque d'Hufeland , ces éruptions suspendent les accès de toux (2).

Chez les adultes, la coqueluche n'a pas , en général , une si grande intensité et une durée

____

(1) V. *Won Stikhusten* , etc. , p. 4, 26.
(2) *Bemerkungen über Blattern* , etc., p. 420 , 421.

aussi longue que chez les enfans, et plus ils sont jeunes, plus la toux convulsive est longue et violente, plus aussi elle est dangereuse. Chez ceux qui sont sanguins, elle s'annonce avec des symptômes inflammatoires plus prononcés ; mais elle dure moins long-temps, parce qu'il survient assez fréquemment des épistaxis qui débarrassent le cerveau du sang qui y afflue avec abondance. Chez les enfans disposés à la sécrétion muqueuse, la coqueluche n'offre pas une grande intensité ; les phénomènes convulsifs sont moins violens, et la facilité avec laquelle les enfans ainsi conformés sécrètent le mucus bronchial, abrége la durée de la coqueluche ; mais la toux qui lui succéde peut se prolonger pendant fort long-temps.

Les accès de toux spasmodique sont, au contraire, longs, véhémens et très-convulsifs chez les individus irritables, chez les femmes, chez les enfans nerveux.

Les plus habiles observateurs ont remarqué que non-seulement le retour plus ou moins régulier des accès, mais encore une certaine rémittence dans les symptômes, pourraient rapprocher cette maladie des affections intermittentes. Rosen dit avoir constamment observé que les malades sont alternativement un jour mieux et un jour plus mal. Il croit même que cette rémittence forme un des principaux caractères de la coqueluche.

S'il survient des accès de fièvre intermittente pendant le cours de la coqueluche, la toux convulsive cesse pendant tout le temps que dure la fièvre. Rosen rapporte un exemple de cette transmutation de la maladie.

On n'observe pas chez les enfans à la mamelle une aussi grande intensité dans les signes de la bronchite ; mais les phénomènes convulsifs se manifestent presque immédiatement, et il s'y joint souvent des symptômes d'inflammation de l'encéphale. C'est chez les enfans de cet âge qu'on voit la coqueluche être fréquemment suivie d'éclampsie, de paralysie, de convulsions. Le médecin doit donc particulièrement fixer son attention sur le cerveau, et il ne saurait trop se hâter de préserver cet organe des irritations dont il est menacé.

Les mêmes remarques sont applicables aux enfans tourmentés par la dentition, ou à ceux qui sont sevrés depuis peu de temps.

On voit, d'après ce qui précède, que toutes les modifications que présentent les accès de toux convulsive doivent être rapportées aux diverses circonstances que nous venons de rappeler ; et que ce serait perdre entièrement de vue ces circonstances que de former des espèces variées de coqueluche.

Telle est la marche ordinaire de la toux convulsive simple. Nous nous occuperons de celle qui est compliquée, lorsque nous décrirons les différentes phlegmasies qui peuvent se manifester pendant le cours de la coqueluche.

NÉCROSCOPIE.

On tomberait dans une étrange erreur, si, pendant le cours de toutes les maladies, on mesurait d'avance la profondeur des altérations organiques sur l'intensité et la multiplicité des phénomènes morbides. Ces nécroscopies mentales, vains rêves d'une imagination prévenue, s'évanouiraient le plus souvent à l'ouverture des cadavres. Ne doit-on pas être frappé d'étonnement lorsqu'on voit, d'un côté, la destruction presque totale d'un organe, *harmoniser* pendant long-temps avec les fonctions vitales, et de l'autre une lésion moins profonde et moins étendue, devenir en peu de jours, en peu d'heures même, incompatible avec la vie? Ce n'est pas le lieu de faire parler tous les faits qui se présentent pour témoigner en faveur de notre assertion ; mais on verra bientôt qu'elle est applicable à la maladie que nous étudions. Combien de phénomènes nerveux ; combien de symptômes

9

effrayans, rapides, étendus, n'observe-t-on
pas pendant l'explosion des accès de coqueluche, et cependant combien sont parfois légères les altérations organiques que nous montre
l'autopsie des individus qui meurent victimes de
cette affection !

La coqueluche simple n'est funeste que lorsque, pendant un accès, un long spasme
des muscles de la glotte ferme subitement
cette ouverture, et empêche tout passage à
l'air : dans ce cas, les enfans périssent ou
des suites de l'asphyxie, ou bien après avoir
éprouvé les funestes effets d'une congestion vers
les poumons ou l'encéphale. Ces exemples sont
heureusement très-rares, et c'est pour cela sans
doute qu'il a toujours été difficile de dire avec
exactitude quelles sont les altérations organiques
qui dépendent de la coqueluche. Ne pourrait-on
pas d'ailleurs dans beaucoup de circonstances attribuer à cette affection les lésions produites par
les maladies qui l'accompagnent, ou par celles
qui lui succèdent ?

Avant de faire connaître les lésions qu'on a le
plus communément rencontrées dans les cadavres
d'enfans morts de la coqueluche, ou des suites
de cette maladie, nous croyons devoir indiquer

certaines altérations qui ont été regardées comme un des résultats de cette affection. Quelques né-croscopistes se sont bornés à dire qu'il existait dans les poumons une plus grande masse d'air, de la sérosité dans le péricarde, un mucus abon-dant et écumeux dans les bronches. Ils font men-tion aussi d'une densité particulière du dia-phragme, qu'ils ont trouvé plissé, roide et gorgé de sang dans sa partie musculeuse. D'autres parlent de l'injection des artères et des nerfs phréniques. Ces lésions s'observent trop rare-ment pour être exclusivement rapportées à la co-queluche. Comment constater si le poumon ren-ferme une plus grande masse d'air? A quoi tient l'existence dans les bronches, d'un mucus abon-dant et écumeux? Un épanchement de sérosité dans le péricarde n'est-il pas un événement com-mun à plusieurs maladies, et ne sait-on pas au-jourd'hui que l'accumulation de cette sérosité est un des phénomènes de sympathie qui se ma-nifestent quelques instans avant la mort, dans un grand nombre d'affections? Les travaux de M. Magendie sur le liquide vertébral ne peuvent-ils pas faire soupçonner que le sac arachnoïdien de la moelle épinière n'est pas la seule membrane séreuse dans laquelle on puisse trouver un véritable liquide pendant la vie? La densité du diaphragme est-elle un résultat de la coqueluche ou ne dépend-elle pas des efforts que fait ce muscle pendant les convulsions des accès de toux? D'ailleurs n'a-t-on pas lieu de se demander si cette densité existait réellement dans les cadavres où l'on a cru l'avoir surprise? L'injection des artères et des nerfs phréniques devrait être notée avec soin et prise en considération s'il était vrai qu'on l'eût observée toujours, et dans les mêmes circonstances.

M. Laennec, à qui l'anatomie pathologique est redevable de si belles découvertes, dit qu'on rencontre *quelquefois* dans la coqueluche la dilatation des bronches. Mais nous ferons remarquer que cette lésion de tissu se remarque à la suite de plusieurs maladies et ne s'observe pas constamment après celle-ci. La dilatation des bronches pourrait être considérée, non comme une des lésions produites par la coqueluche, mais bien par une toux long-temps prolongée, et tout fait croire qu'on ne voit la dilatation des bronches que dans les circonstances où une toux simple, mais opiniâtre, survit à la disparition de la toux spasmodique.

M. Breschet dit avoir deux fois seulement

trouvé les nerfs pneumo-gastriques colorés en rouge à l'extérieur et en jaune à l'intérieur. Mais cette altération ne s'est point offerte à cet habile anatomiste, chez d'autres individus qui avaient succombé à la coqueluche.

Nous ne rappellerons pas ici les vestiges de phlegmasies rencontrées dans la plèvre, le canal digestif, le péritoine, parce que ces altérations pathologiques appartiennent évidemment aux complications de la coqueluche et sont indépendantes de cette maladie.

Cependant Coiter (1), en parlant de l'épidémie de 1563, qui arriva dans l'automne et parcourut presque toute l'Italie, dit qu'on trouva les poumons pleins de sang putride, gonflés, indurés, une eau sanguine dans les plèvres, et une grande quantité d'eau dans la tête.

On pense assez généralement que la membrane muqueuse de la trachée et des bronches est toujours lésée dans la coqueluche. Des observateurs dignes de foi ont constaté cette lésion indépendamment des dégénérescences organiques qu'avaient laissées les diverses complica-

____

(1) *V.* Morgagni, *de sed. et caus. morbor.*, t. III, p. 83 et 84. (Edent. Chaussier.)

tions : ceux même qui nient que la coqueluche soit une espèce de bronchite, ou qui ne la voient que comme une complication de la toux convulsive, annoncent cependant avoir fréquemment trouvé des traces d'inflammation sur la membrane muqueuse des bronches.

Les faits qui constatent l'existence de l'inflammation bronchiale résultent des recherches faites en France par un grand nombre d'auteurs, en Angleterre par Waht, Badham et Webster, en Allemagne par Marcus.

Waht de Glascow, chez trois de ses enfans morts de la coqueluche, a trouvé la membrane muqueuse des bronches enflammée.

Les faits suivans sont extraits de l'ouvrage de Marcus.

PREMIÈRE OBSERVATION (1).

« N. S., fille d'une bonne constitution, âgée de neuf ans, aimable et chérie de ses parens, très-bien élevée, eut la coqueluche, et se trouvait en pleine convalescence, lorsque exposée à un refroidissement, elle rechuta et mourut

---

(1) Marcus, ouv. cité.

avec tous les symptômes les plus violens de la coqueluche, avec les accès fébriles les plus intenses et sous le type d'une rémittente quotidienne très-marquée. Il se manifesta, dans les derniers jours, des symptômes d'inflammation générale dans tout le système pulmonaire. L'auteur fut appelé en consultation dans le dernier stade de la maladie. L'enfant avait été traité auparavant par deux médecins très-instruits et gardée avec le plus grand soin. A l'ouverture de la poitrine, les poumons, particulièrement du côté droit, étaient légèrement adhérens, dans quelques points, à la plèvre costale. On remarquait à leur surface, surtout vers leur base, une couleur d'un bleu-rougeâtre, parsemé de taches blanchâtres, dans lesquelles on apercevait un fluide écumeux. *Les nerfs du diaphragme étaient d'un très-beau blanc et ne présentaient aucune trace d'altération.* Le poumon fut enlevé avec la trachée-artère et le larynx, pour faire des recherches plus exactes. Dans le larynx on ne trouva rien de pathologique ; mais dans la division de la trachée-artère, on trouva une légère inflammation et des traces de matière puriforme. En avançant dans les bronches, on trouva les parties toujours plus enflammées et même gangrenées, d'un rouge brunâtre ; les vaisseaux formant un réseau très-remarquable et remplis d'une matière puriforme si abondante, qu'on conçoit à peine comment l'air pouvait y pénétrer. Les glandes de la trachée et des poumons différaient peu de l'état normal, excepté qu'elles étaient un peu gonflées. Le péricarde et la plèvre étaient un peu phlogosés. Le cœur, le diaphragme et tous les viscères du bas-ventre étaient sains. »

DEUXIÈME OBSERVATION (1).

« La deuxième ouverture fut celle de l'enfant d'un relieur nommé Brehm, âgé de deux ans, scrophuleux. L'auteur n'a pas vu cet enfant pendant la vie. Il fut malade pendant trois semaines, et ne reçut de secours de la médecine que dans les derniers jours de la coqueluche, à laquelle il succomba. On trouva huit onces d'eau dans la cavité de la poitrine ; les poumons étaient d'un rouge bleu et blanc marbré. On remarquait dans les places blanches un liquide spumeux. Le thymus était un peu volumineux ; le larynx et la trachée-artère contenaient un mucus fluide, puri-

______

(1) Extraite de l'ouvrage de Marcus.

forme. La partie inférieure de la trachée était un peu phlogosée; les bronches étaient d'un rouge d'autant plus foncé qu'on pénétrait plus avant dans le poumon. Elles étaient entièrement remplies d'un fluide spumeux, puriforme, qui ruisselait par la pression des ramifications les plus déliées, et semblait obstruer entièrement les cellules aériennes. Les nerfs diaphragmatiques étaient dans l'état naturel; le péricarde contenait un peu plus de sérosité; le cœur, les artères et le diaphragme étaient sains; les glandes du poumon et celles du mésentère étaient augmentées de volume; le foie et la rate étaient sains, les intestins pâles et gonflés d'air. »

Marcus, ainsi qu'on vient de le voir, n'a point indiqué les lésions qui avaient lieu dans la tête. Il est même probable qu'il n'a pas songé à ouvrir cette cavité.

Nous devons faire observer que les auteurs n'ont point mentionné les lésions que Wardrop, Ozanam, John Webster, et plusieurs autres médecins, ont rencontrées dans l'encéphale et ses membranes. Presque tous se sont bornés à chercher dans les poumons et les voies aériennes, dans les nerfs et les artères qui avoisinent ces organes, les traces des lésions que, suivant eux, la coqueluche devait y avoir laissées. Plusieurs de ces médecins ont même porté leur attention sur le diaphragme et les voies gastriques (1).

Théodore Guibert rapporte douze observations de coqueluche terminées par la mort. Le cerveau n'a été examiné que sur deux sujets. Par la deuxième observation, il signale l'existence d'une sérosité abondante à la surface de l'arachnoïde et dans les fosses occipitales supérieures et inférieures. Le cerveau fut trouvé *mou et sain*. Dans la première observation, l'auteur dit que l'ouverture de la tête ne présenta rien de particulier ; cependant l'enfant, âgé de trois ans et demi, avait eu pendant long-temps des convulsions qui se renouvelèrent lorsqu'il fut atteint de la coqueluche, et même pendant les quintes de toux. Ces convulsions reparaissaient fréquemment ; il y avait de la céphalalgie, et le jour où le malade mourut, on observa les symptômes suivans : refroidissement des extrémités, pâleur ; insensibilité du pouls ; *convulsions*. Ce dernier phénomène a donc paru indépendant d'une lésion cérébrale quelconque, puisque M. Guibert déclare que la tête ne présenta rien de particulier ? Il est à pré-

---

(1) Th. Guibert, ouv. cité.

sumer que l'examen du crâne fut fait avec peu de soin. On doit regretter que M. Guibert ait omis de porter son attention sur les lésions de l'encéphale, et que, sous ce rapport, il n'ait offert que des observations incomplètes.

John Webster a trouvé dans l'encéphale des traces de congestion, et dans les méninges des vestiges d'inflammation. Il a quelquefois rencontré un épanchement séreux dans les ventricules. Wardrop cite l'observation d'un enfant mort de la coqueluche et dans le cadavre duquel il trouva des marques évidentes de congestion cérébrale et de l'inflammation des méninges.

Je crois devoir joindre à ces données générales sur les altérations organiques résultant de la coqueluche, les observations suivantes qui peuvent être rapprochées de celles de Wardrop et de John Webster.

TROISIÈME OBSERVATION.

Le fils de M. D., âgé de trois ans, fort, pléthorique, éprouva, le 15 mars 1816, tous les prodromes d'une irritation commençante : céphalalgie, fréquence et force du pouls, accablement, rougeur et gonflement de la face, dégoût

pour les alimens, besoin de repos et de sommeil.
On coucha l'enfant, on lui donna à boire de
l'eau d'orge miellée. Le lendemain, la céphalalgie est augmentée, la toux est sèche, vive,
fréquente, douloureuse. La diète, le repos, l'u-
sage d'une boisson pectorale calment ces symptômes. Quatre jours après, l'enfant en revenant
de la promenade est pris de quintes de toux semblables à celles de la coqueluche. Les quintes sont
accompagnées d'une vive céphalalgie. On le fait
vomir avec le sirop d'ipécacuanha; on obtient un
soulagement momentané. Mais le lendemain, il
y a exaspération des symptômes, surtout de la
céphalalgie; la toux est plus fréquente, les
quintes sont plus longues et plus convulsives. Un
second vomitif est administré. Les accidens qu'il
détermine sont tellement aggravés que les parens
se décident à me faire appeler. Voici les symptômes que j'observai : accélération du pouls,
chaleur brûlante de la peau, céphalalgie insup-
portable, envies de dormir, quintes de toux violentes, longues, avec un sentiment de suffocation, rougeur et gonflement de toute la peau
de la tête, sueur du crâne ; ces quintes étaient
terminées par une excrétion abondante de mucosités épaisses sortant par la bouche et les fosses

nasales. Il n'y avait point de rougeur marquée à la langue, point de soif. (Boissons pectorales, pédiluves.) Je voulais ajouter à ces moyens des sangsues appliquées derrière les oreilles ; mais les parens s'y refusèrent. Je cessai de voir l'enfant. Cinq jours après, j'appris qu'on avait insisté sur les vomitifs et que le malade était très-mal. Je fus rappelé. Les quintes étaient continuelles, l'irritation avait gagné le canal alimentaire. L'enfant était assoupi, le pouls était faible, les forces tombées ; il mourut deux jours après. La veille de sa mort, il eut un saignement de nez très-copieux. On me permit d'ouvrir la tête et les voies respiratoires. Voici ce que j'observai : injection de toute la pie-mère cérébrale et de la substance encéphalique, surtout vers la partie antérieure de la base ; ventricules remplis d'une sérosité limpide, engorgement de tous les sinus de la dure-mère.

La membrane muqueuse de la trachée est légèrement injectée ; mais celle des bronches est d'autant plus rouge qu'on s'éloigne davantage de leur bifurcation. Les glandes bronchiques sont gonflées et rouges. Les poumons ne présentent ni hépatisation, ni aucune trace d'anciennes phlegmasies. Le ventre ne fut point ouvert.

QUATRIÈME OBSERVATION.

Chez un enfant atteint de coqueluche depuis trois semaines, et auquel il était survenu de la fièvre accompagnée d'une céphalalgie véhémente, j'ai trouvé l'arachnoïde rouge par plaques dans différens points, épaissie et opaque, avec épanchement dans les ventricules du cerveau. A ces lésions étaient joints l'épaississement et la rougeur de la membrane muqueuse des bronches.

Ozanam dit qu'il a toujours observé l'état de phlogose des voies aériennes qui étaient obstruées par une humeur tenace, limpide et visqueuse; l'œsophage et le pharynx en étaient aussi tapissés. *L'estomac,* dit cet auteur, *contenait beaucoup de suc gastrique,* seul ou mêlé avec de la bile. Dans les cas les plus graves, les poumons et la plèvre étaient enflammés comme dans la pneumonie. Il n'était pas rare, dit encore Ozanam, de trouver des congestions sanguines dans les vaisseaux cérébraux, et même des épanchemens séreux dans les ventricules de cet organe.

CAUSES DE LA COQUELUCHE.

L'homme a presque toujours rapporté à une cause occulte ou merveilleuse les maladies qui frappaient un grand nombre d'individus à la fois. Mais à mesure que les lumières de la raison sont venues éclairer les esprits, on a vu tomber et disparaître ces vains fantômes créés par l'ignorance et la superstition.

L'épidémie de 1411, au dire de Pasquier, « advint par le plaisir de Dieu, et par un mauvais air corrompu qui chût sur le monde. » Et d'après un anonyme, « cette épidémie procédait d'une générale contagion de l'air dont la cause était cachée. » C'est encore à une cause semblable que Pasquier attribue l'épidémie de 1427.

« Les superstitieux (1), et surtout la cour de Rome, firent courir le bruit que cette maladie (l'épidémie de 1510) était une punition que

____

(1) Pasquier, ouv. cité.

Dieu envoyait en France, parce que Louis XII, alors régnant, avait fait assembler le clergé de son royaume à Tours pour défendre le droit temporel de la couronne, contre les injustes prétentions du pape Jules II, que le concile de Pise et de Milan voulut déposer. »

L'épidémie de 1557 dépendit, suivant Mercatus (1), d'une certaine constitution demi–pestilentielle qui se répandit sur presque tout le monde entier, avant l'automne.

Salius Diversus attribue l'épidémie de 1580 à la corruption de l'air; il prétend que les oiseaux ressentirent l'influence du mauvais air, car, dit-il, « ils abandonnèrent les pays où l'épidémie se déclarait. Ceux de passage partaient avant le temps, et ceux qui dorment la nuit dans des lieux bas, allaient se coucher dans des endroits plus élevés. Les animaux même qui se nourrissent d'herbes et de feuilles, prenaient du dégoût pour des pâtures qui vraisemblablement étaient altérées par quelques vices dans l'air. »

Les autres auteurs ont rapporté cette épidémie à l'inclémence des saisons. Bockelius (2) qui

____

(1) *De intern. morb. cur.; lib. 1, p. 143.*
(2) *Synopsis novi morbi quem plerùmque catarrhum*

décrit cette épidémie, dit qu'en Allemagne, l'hiver de 1580 avait eu une constitution aus- trine et nébuleuse, que l'aquilon accompagné de bruines et de pluie régna tout l'été, et que l'automne, temps où la maladie fut dans toute sa force, eut une température austrine.

En Saxe, suivant G. Henisch (1), cette ma- ladie, qui attaqua les quatre cinquièmes de la population, provint de l'inégalité de la tempéra- ture de l'année précédente et de celle courante.

Diomède Cornario dit, en parlant de cette maladie de 1580, qu'à Venise le mois de juin avait été très-humide, froid et pluvieux; qu'il survint tout-à-coup, en juillet, une chaleur sèche, considérable, et qui dura quelques se- maines. Il paraît que cette constitution atmo- sphérique, dit Cornario, fut la cause de cette épidémie.

En Espagne où elle se répandit, on crut géné- ralement que l'intempérie du printemps qui fut presque constamment pluvieux, avec des varia-

____

febrilem , vel febrem catarrhosam vocant, qui penè uni- versam Europam gravissimè adflixit, in-8°. Helmstad., 1580.

(1) *Comment. in Arcten.*

10

tions fréquentes et subites de chaud et de froid, était la cause de cette épidémie (1580).

Rivière parle de la même maladie qui régna pendant l'été en Languedoc, à Baucaire, à Arles et Avignon. Il dit qu'aux mois d'avril et mai, il était sorti de la terre une quantité si prodigieuse d'insectes, qu'ils en obcurcissaient l'air et qu'on les écrasait par millions sur les routes. Il est probable qu'il était tombé beaucoup de pluie, que l'hiver précédent avait été doux, et que les variations de l'atmosphère étaient subites et fréquentes.

La cause des épidémies de coqueluche qui parurent après celle de 1580, est attribuée par les auteurs, à l'humidité froide et surtout aux intempéries des saisons. C'est donc à tort, si les premiers observateurs ont dit que la coqueluche dépendait d'un air malsain et vicié.

La coqueluche provient de causes prédisposantes et déterminantes, et comme cette maladie est presque toujours épidémique, certaines causes semblent particulièrement agir en modifiant les organismes et en rendant imminentes les irritations cérébrale et bronchiale, de manière qu'il suffise d'une cause propre à une maladie inflammatoire pour amener celle qui fait l'objet de cet ouvrage. En effet, avant que la coqueluche ne paraisse dans un pays, les causes qui donnent lieu aux irritations des membranes muqueuses naso-pulmonaires, ont agi pendant long-temps, les saisons ont été irrégulières ; la pluie, les vents, le froid, l'humidité, ont prédominé sur la sécheresse, le calme et la chaleur de l'air ; des changemens brusques dans la température se sont fréquemment opérés ; des bronchites, des coryza, des céphalalgies, des irritations intermittentes se sont montrées ; il semble qu'une inflammation cachée se fomentait dans l'économie : elle attendait pour éclater qu'il survînt une cause capable de produire son explosion.

L'âge tendre, le sexe féminin, les idiosyncrasies nerveuses, irritables ; les saisons variables ; les dispositions morbides du corps, paraissent hâter le développement de la maladie, et en portant sur les organes pulmonaire et encéphalique des influences modificatrices diverses, ces circonstances prédisposent ces organes à l'action morbide de la cause déterminante.

CAUSES PRÉDISPOSANTES.

A. Age. — La coqueluche peut attaquer les enfans, les adultes et les vieillards ; mais elle sévit surtout contre les enfans. Chez eux le système cérébral incessamment en action , reçoit une continuelle excitation de la part des modificateurs de l'économie. C'est sans doute cette modification du système encéphalique qui rend la coqueluche si fréquente dans l'âge tendre, et par la même raison la maladie est d'autant plus commune et plus grave que les enfans sont plus jeunes. Ainsi il y a une affinité singulière entre la fréquence de la coqueluche et la délicatesse de l'enfance.

B. Sexe. — Les femmes, que quelques auteurs ont comparées aux enfans sous le rapport de l'organisation, de la sensibilité et de la mobilité nerveuse, sont plus disposées à la coqueluche que les hommes, mais moins que les enfans. Quoique dans le premier âge de la vie le sexe influe peu sur l'idiosyncrasie des enfans, on a cependant remarqué que les filles sont en général plus souvent atteintes de la coqueluche que les garçons.

C. Idiosyncrasie. — Les médecins qui considéraient la toux convulsive comme une affection catarrhale, ont dit que les enfans disposés à la sécrétion muqueuse étaient très-enclins à cette maladie. Mais cette assertion est établie sur un principe faux. La sur-abondante sécrétion du mucus ne forme pas le principal caractère de la coqueluche, et nous ne voyons pas quel rapport il peut exister entre la toux convulsive qui forme l'essence de la maladie et une idiosyncrasie qui favorise l'action des follicules et des glandes muqueuses; au contraire, cette disposition idiosyncrasique s'oppose au développement de l'action nerveuse à laquelle cette toux particulière a été rapportée. Si ces médecins avaient dit que la coqueluche est fréquente chez les enfans qui ont cette constitution, et dont la tête est très-volumineuse, nous n'aurions pas combattu leur opinion, parce que nous aurions vu dans le volume disproportionné de la tête, une prédisposition très-manifeste aux irritations cérébrales.

Les enfans sanguins sont disposés à la coqueluche, en raison de la facilité avec laquelle il s'établit chez eux des irritations. Néanmoins une circonstance semble diminuer l'effet de cette prédisposition ; sujets à de fréquens saignemens de nez, ils doivent à la perméabilité des vaisseaux sanguins de la membrane pituitaire, la facilité qu'ils ont d'échapper aux irritations et aux congestions cérébrales.

Les enfans nerveux sont aussi très-disposés à la coqueluche, à moins qu'on ne tempère de bonne heure leur excessive irritabilité par l'usage des bains tièdes et d'une nourriture douce et humectante.

D. Saisons. — En lisant l'histoire détaillée des épidémies de coqueluche, on peut se convaincre que cette maladie n'attaque un pays qu'après que ses habitans y ont été prédisposés par certaines causes. Une fois établie avec violence dans une contrée, elle y continue ses ravages, malgré le changement de saison. On l'a vue, à une même époque, se montrer également avec une grande énergie dans les pays du nord, dans les climats tempérés et dans les régions chaudes de l'Europe. Cependant elle est plus commune dans les contrées où l'atmosphère est habituellement froide, nébuleuse et humide. Plus d'une fois on a remarqué que la coqueluche qui avait commencé dans l'été disparaissait aux approches de l'hiver; mais les deux saisons où elle règne plus souvent sont le printemps et l'automne. Celle qui se manifeste au printemps a une durée moins longue que celle qui prend naissance en automne. Alors elle est plus opiniâtre, elle dure l'hiver et même se prolonge souvent jusqu'aux premières chaleurs de l'été, surtout lorsque le printemps a été froid et humide.

Lorsque l'hiver est doux et humide et semble ainsi prolonger l'automne, on peut prédire que le printemps suivant sera fertile en coqueluches, surtout si quelques journées froides suivent immédiatement la saison de l'hiver.

INFLUENCE DES MATIÈRES HYGIÉNIQUES.

A. Circumfusa. — Nous avons déjà dit qu'une atmosphère froide et humide dispose à la coqueluche. Nous croyons inutile d'ajouter qu'une telle température, en diminuant l'action de la peau, augmente l'excitation des membranes muqueuses naso-pulmonaires. On ne s'accorde pas encore à reconnaître si l'habitation dans les lieux bas et humides, sur le bord des rivières, des étangs, des marais, dans les terres voisines de la mer, dispose à la coqueluche, parce qu'on n'a pas encore assez observé que ces causes de maladies reproduisent l'affection dont nous nous occupons.

B. Applicata. — Les vêtemens légers dans les saisons où l'on ressent fréquemment des variations brusques de la température, exposent les individus à de nombreux changemens dans l'action de la peau.

On a remarqué, et c'est une idée assez généralement reçue dans le peuple, que l'insolation produisait souvent la coqueluche. L'insolation, comme cause de cette maladie, nous paraît digne de fixer l'attention des observateurs. L'action du soleil sur la tête est bien propre sans doute à faire naître une irritation cérébrale.

C. Ingesta. — Doit-on mettre au rang des causes de la coqueluche, l'usage habituel de certains alimens? Les individus qui mangent beaucoup, et qui prennent des alimens échauffans, sont sans doute plus disposés que les personnes sobres à contracter les maladies épidémiques régnantes.

D. Gesta. — En s'exposant au refroidissement subit de la peau, les individus qui font des exercices violens, deviennent plus susceptibles de recevoir l'impression des causes morbifiques.

Quant aux percepta, aux excreta, aux pathemata, on ne voit pas que ces influences hygiéniques puissent agir particulièrement comme causes prédisposantes de la coqueluche.

DISPOSITIONS MORBIDES DU CORPS.

A. Échauffement. — L'échauffement est une prédisposition à la coqueluche. Il y a augmentation de chaleur, soif, constipation ou diarrhée, malaise ; c'est le premier degré de ce que les auteurs désignent par le nom de fièvre éphémère, ou plutôt c'est l'irritation légère de la membrane muqueuse du canal alimentaire. L'enfant échauffé porte en lui les germes de toute maladie inflammatoire. La constipation qu'il éprouve peut déterminer vers la tête un degré anormal d'excitation qui y appelle le sang, en retarde le retour, et donne lieu à de légères convulsions.

B. Dentition. — La dentition peut encore être rangée dans la classe des prédispositions morbides du corps. L'irritation des gencives est souvent partagée par les membranes muqueuses, et presque toujours la tête souffre sympathiquement. Alors l'action morbide des gencives porte une influence directe sur le cerveau. Aussi a-t-on remarqué que les enfans qui sont travaillés par la dentition, échappent rarement à la coqueluche, lorsque cette maladie est épidémique.

Les enfans qui n'ont pas fait les dents œillères, comme le dit Borsieri (1), sont plus exposés à contracter la coqueluche que ceux qui sont déjà pourvus de ces dents, parce que la *pousse* des œillères, surtout lorsqu'elles parais-

____

(1) Borsieri, *Inst. med. pract.*, vol. iv, p. 6, in-8.

sent après les petites molaires, détermine presque toujours une bronchite et une colite sympathique. L'influence de ces affections, jointe à l'inflammation aiguë et si douloureuse des gencives, amènent des accidens graves, souvent funestes, en frappant le cerveau d'une irritation profonde et désorganisatrice.

L'existence d'une bronchite devient encore une prédisposition à la coqueluche. Dans ce cas, une excitation cérébrale peut transformer en coqueluche une bronchite simple.

CAUSES DÉTERMINANTES.

Quoique la cause déterminante de la coqueluche ne soit pas encore bien connue, est-ce une raison pour accueillir l'opinion de ceux qui la faisaient consister dans la présence des insectes (1), dans un état inflammatoire du larynx (2), dans des vices des poumons (3), des rhumatismes (4), des vices du système gastri-

(1) *V.* Rosen et Linnée.
(2) *In clinischen Annalen*, von Jena, p. 82.
(3) Stoll, ouv. cité.
(4) *Recueil périodique de la Société de méd.*, t. IV.

que (1), dans un miasme? On s'accorde généralement aujourd'hui à rejeter ces idées, et à reconnaître que toutes les causes qui amènent la bronchite, sont celles qui produisent la coqueluche.

Les changemens subits dans la température de l'air; l'humidité froide; la sécheresse qui succède tout-à-coup à une chaleur humide; le refroidissement de la peau, qui était couverte de sueur; le refroidissement de la nuque, de la poitrine, des pieds, sont des causes communes à la bronchite simple et à la coqueluche. Chez les enfans, elles agissent puissamment pour produire ces maladies. Et l'on ne devra pas s'en étonner, si l'on considère que les enfans ont la peau fine, délicate, qu'elle se couvre facilement de sueur, qu'elle est presque toujours en action, et que les sympathies qui l'unissent avec les membranes muqueuses naso-pulmonaires sont si étroites et si nombreuses que souvent elle supplée ces membranes.

____

(1) Brouzet, *sur l'Education physique des enfans*. Fribourg, *Diss. de usu cort. Peruviani*, t. II, p. 25. Lentin, *Memorab.*, p. 38.

COMPLICATIONS DE LA COQUELUCHE.

D'après ce qui précède, nous croyons pouvoir établir les propositions suivantes : 1°. La coqueluche est une bronchite accompagnée d'irritation et de congestion cérébrales ; 2°. l'irritation encéphalique revêt une forme intermittente ; 3°. elle est la première cause organique de la toux qui caractérise la coqueluche. En adoptant ces propositions fondamentales sur la nature et le siége de la toux convulsive, nous tomberions dans une étrange contradiction si nous n'écartions pas des complications de la coqueluche l'irritation et la congestion cérébrales qui forment l'essence de cette maladie. Cependant si cette irritation passe à l'état inflammatoire, si elle devient continue, d'intermittente qu'elle était, elle rentre dans la classe des maladies qui peuvent compliquer la coqueluche ; mais dans ce cas, l'affection primitive (la bronchite) devient secondaire, elle semble même disparaître pour faire place à l'inflammation du cerveau ou des méninges, maladies rapides dans leur marche, effrayantes dans leurs progrès, et dignes, par les funestes accidens qu'elles entraînent, d'occuper entièrement l'attention du praticien.

C'est à cette fâcheuse complication que l'on doit rapporter, dans le plus grand nombre des cas, la mort des individus atteints de coqueluche. Ceux qui opposent à cette maladie des médicamens irritans ou des substances dont l'action provoque une congestion vers l'encéphale, voient souvent arriver cette fâcheuse complication. On l'observe surtout chez les enfans à la mamelle, chez ceux qui sont travaillés par la *pousse* des dents ; aussi les auteurs ont remarqué que les enfans en bas âge, atteints de coqueluche, meurent d'éclampsie, d'apoplexie, de convulsions, d'épilepsie, ou sont frappés par un spasme si violent des muscles de la glotte et des organes respiratoires, qu'ils sont suffoqués dans un accès de toux.

Les épidémies de 1510, de 1557, de 1751, de 1757, de 1760, de 1780, de 1806 et de 1815 étaient compliquées d'encéphalite. Elles furent très-meurtrières, et leur ravage s'étendit particulièrement sur les enfans d'un âge tendre.

Voici les symptômes qui caractérisent cette complication : tantôt l'irritation encéphalique se manifeste spontanément, tantôt elle naît, se développe, et paraît seulement pendant le cours de la coqueluche. Dans le premier cas, frissons suivis de chaleur brûlante à la peau, douleur gravative à la tête avec une rougeur obscure des conjonctives; éclat brillant de l'œil, qui est fixe, sec; rougeur ou pâleur de la face, délire, propension au sommeil, assoupissement, toux convulsive, d'abord sèche, puis humide. L'affection cérébrale fait des progrès rapides et présente les différens symptômes qui font distinguer les diverses nuances de cette maladie.

CINQUIÈME OBSERVATION (1).

Un enfant de trois ans présentait depuis deux mois les symptômes suivans : toux violente, sans expectoration; vomissemens muqueux, diarrhée, soif, fièvre avec redoublement le soir. Depuis quinze jours la toux avait pris le caractère de la coqueluche. Il y avait œdématie des pieds et des mains, irritation gastrique avec co-

____

(1) Extr. de l'ouvrage de Th. Guibert, p. 217.

queluche. Les adoucissans, cinq sangsues sur la poitrine ne peuvent calmer les symptômes. L'enfant meurt à la suite de convulsions longues et répétées.

Aucun traitement n'a été opposé à la marche de cette inflammation gastro-bronchique, et la mort est arrivée parce que la phlegmasie s'est étendue à l'encéphale. Si le crâne eût été ouvert, on aurait vu sans doute des altérations organiques dans cette cavité. On trouve, dit-on, les bronches *dans l'état naturel;* cependant les ganglions bronchiques *étaient rouges et volumineux,* ce qui prouve qu'une phlegmasie des canaux aériens avait long-temps existé. On prétend aussi que l'estomac et les intestins grêles étaient sains; mais on ajoute qu'ils étaient distendus par des gaz, que la cavité péritonéale contenait plusieurs onces de liquide, et que la membrane muqueuse du colon était d'un *rouge obscur,* qu'elle était recouverte d'une fausse membrane, mince et grisâtre. Il y avait une invagination très-étendue, puisque le cœcum, entraînant une grande partie de l'iléon, était invaginé dans le colon jusque dans le commencement du rectum.

Si l'affection encéphalique survient pendant le cours de la coqueluche, on observe d'abord une toux sèche, difficile, puis spasmodique et humide, et enfin tous les symptômes qui annoncent que l'inflammation réside dans l'encéphale. Une céphalalgie véhémente s'est particulièrement montrée alors dans les symptômes précurseurs de la coqueluche.

Parmi les complications les plus fréquentes de cette maladie, nous devons ranger la pneumonie, et l'on concevra d'autant mieux la fréquence de cette affection, si l'on admet, comme les faits le prouvent, que la coqueluche n'est qu'une bronchite modifiée par l'irritation intermittente de l'organe encéphalique. Comme la précédente, cette complication entraîne toujours de graves accidens ; la pneumonie succède souvent à la bronchite, et n'en est en quelque sorte qu'une extension. On la reconnaît aux signes suivans : pouls fort, plein, fréquent, toux vive, d'abord sèche, puis humide, avec des crachats striés de sang ; difficulté extrême de respirer, son mat de la poitrine, absence de la pectoriloquie et du passage de l'air dans les canaux bronchiques. Cette complication termine promptement les jours du malade, si l'art n'y apporte pas des secours efficaces. Pendant sa durée, la coqueluche a des caractères moins prononcés ; mais elle revient avec les symptômes qui lui sont propres, lorsque la pneumonie est vaincue.

La pleurésie se manifeste aussi quelquefois pendant la durée de la coqueluche; la fièvre s'allume, le pouls est fréquent, le malade se plaint d'une douleur dans un des côtés du thorax; sa respiration est haute et gênée. Il est difficile de constater l'existence de cette complication chez les enfans à la mamelle et chez ceux qui ne parlent pas encore; cependant, au moyen de la percussion de la poitrine et de l'auscultation médiate, on entend un bruit particulier que les auteurs, et surtout M. Laennec, ont appelé *tintement métallique*.

Les praticiens ont décrit des coqueluches compliquées de phthisie pulmonaire, d'hydrothorax et de pneumo-thorax; mais il est évident que les sujets de ces observations étaient atteints de bronchite grave, de pneumonie et de pleurésie, avant que la coqueluche ne se fût déclarée, et les prétendues complications ne sont que les résultats de ces maladies. Ces fâcheuses terminaisons sont presque toujours causées, soit par un traitement stimulant ou peu méthodique, soit par l'indocilité des malades ou l'imprudence de ceux qui leur donnent des soins.

SIXIÈME OBSERVATION (1).

Un enfant de quatre ans est atteint de coqueluche, puis, deux mois après, de rougeole; la
coqueluche persiste et dure encore deux mois.
Pendant tout ce temps, fièvre avec redoublemens
le soir. Une entérite se déclare; son mat de la
poitrine; mort trois semaines après dans un état
de maigreur extrême, sans qu'on ait pu arrêter
le dévoiement et la toux.

Il est évident qu'une pneumonie aiguë com-
pliqua la bronchite qui déterminait la toux convulsive; que l'irritation des poumons, non combattue, suivit sa marche désorganisatrice et se
termina, comme d'ordinaire, par l'irritation des
voies digestives. Cependant l'auteur dit que la
trachée-artère, les bronches et l'estomac étaient
sains. Les ganglions bronchiques étaient conver-
tis en une matière tuberculeuse. Des kystes tuberculeux se remarquaient dans les poumons
qui étaient hépatisés dans leur lobe inférieur.
Le foie et les ganglions mésentériques étaient
aussi tuberculeux et gonflés; la membrane mu-

____

(1) Extraite de l'ouvrage de Th. Guibert, p. 220.

queuse de l'iléon et du colon était rouge et très-enflammée.

SEPTIÈME OBSERVATION (1).

Elle présente aussi les caractères d'une pneumonie chronique succédant à un bronchite-coqueluche. Cette pneumonie n'est combattue que fort tard et par des moyens légers. Le larynx, la trachée et les bronches sont trouvés dans l'état naturel ; mais les bronches et la trachée sont remplies de mucosités ; il y avait du pus dans les dernières ramifications bronchiques, ce qui prouve, contre l'assertion de l'auteur, que tous les canaux aériens n'étaient pas dans leur état naturel. Le poumon droit, qui d'ailleurs était sain, adhérait aux parois thoraciques. Le gauche était hépatisé en arrière et en bas, et les ganglions bronchiques tuberculeux : autre preuve que les bronches n'étaient pas restées saines. Il y avait des traces de rougeur sur la membrane interne des intestins grêles, les ganglions mésentériques étaient ramollis et tuberculeux. Cette dernière lésion est le résultat d'une irritation

____

(1) Extr. de l'ouv. de Th. Guibert.

chronique de la membrane muqueuse du canal digestif.

Ces deux observations démontrent que l'irritation des bronches, qui se remarque toujours dans la coqueluche, peut s'étendre au tissu propre des poumons et y produire tous les caractères de la pneumonie chronique; mais que, dans ce cas, la scène des accidens ne se termine jamais que par l'irritation des organes digestifs. Ainsi donc la coqueluche par elle-même ne peut donner la mort. Cette funeste terminaison est toujours le résultat de la phlegmasie aiguë de l'encéphale et de ses membranes, ou de l'inflammation des poumons et des voies gastro-intestinales.

Ces autopsies sont d'ailleurs incomplètes. La tête ne fut point ouverte. Il est probable qu'on y eut trouvé des désordres qui auraient mieux éclairé sur le genre de mort.

HUITIÈME OBSERVATION (1).

Elle offre les mêmes phénomènes. Cependant chez le sujet de cette observation on remarqua

____

(1) Extr. de l'ouv. de Th. Guibert.

des symptômes plus prononcés de gastro-céphalite ; mais on omet encore d'ouvrir la tête. L'auteur dit que le conduit aérien était dans l'état naturel ; néanmoins il y avait du pus dans les dernières ramifications bronchiques. On trouva dans les poumons des tubercules, des cavernes, et dans les cavités thoraciques, des traces d'anciennes pleurésies. Cette autopsie fut faite bien légèrement sans doute, puisqu'on dit que tous les organes abdominaux étaient sains et en bon état. Est-ce probable, si l'on se rappelle que l'enfant avait le dévoiement depuis long-temps, que la région épigastrique était douloureuse, que la soif était vive ?

NEUVIÈME OBSERVATION (1).

Cette observation est relative à un enfant qui fut victime d'une coqueluche compliquée de phthisie pulmonaire et d'une affection scorbutique. Les détails manquent ; l'autopsie est incomplète. Les organes encéphaliques ne furent point examinés. On dit que les bronches, la trachée et les intestins étaient dans l'état naturel. Tous

(1) Extr. de l'ouv. de Th. Guibert.

ces détails de l'autopsie offrent peu de rapports avec les symptômes.

DIXIÈME OBSERVATION (1).

Elle est encore plus imparfaite que les precedentes. L'ouverture de la tête ne fut point faite. Il y avait une pinte de pus épanché dans la cavité gauche de la plèvre. Cet épanchement avait refoulé le cœur. La plèvre, très-épaissie et recouverte de fausses membranes blanches, était rouge, injectée à sa surface. Il y avait des tubercules dans les poumons; mais la trachée et les bronches, suivant l'auteur, ne présentaient aucune altération. On a remarqué des ulcérations sur la membrane muqueuse des intestins grêles. Le colon était très-rouge, ainsi que le rectum.

L'angine gutturale a aussi été comptée parmi les complications de la coqueluche. On l'a observée pendant les épidémies de 1557 en France, et en Hollande seulement.

La trachéite peut aussi compliquer la coqueluche, et cette complication présente cela de remarquable qu'elle se déclare dès les premiers jours. Le malade offre alors les signes d'une tra-

____

(1) Extr. de l'ouv. de Th. Guibert.

chéo-bronchite. On observe de l'enrouement, une sorte de raucité de la voix, une toux sèche, fréquente, âpre, qui perd bientôt ces caractères pour revêtir ceux de la coqueluche ordinaire.

Mais si l'irritation de la trachée et des bronches se manifeste au larynx, alors la coqueluche présente les symptômes du croup, et cette dernière maladie termine en peu de jours, quelquefois même en peu d'heures, l'existence du malade. Elle formait sans doute le caractère principal de l'épidémie dont parle Baillou (1), et qui se manifesta à Paris vers la fin de l'été de 1578. Elle attaqua principalement les enfans, et le nombre des malades fut très-considérable. On lui donna le nom de *quinte*. « On voyait mourir les enfans avec une horrible difficulté de respirer, dit Baillou. Quelques-uns, au moment de leur mort, rendaient une quantité prodigieuse d'humeurs par la bouche et les narines. » On reconnaît cette complication aux signes suivans : fièvre, difficulté extrême de respirer avec tendance à l'assoupissement, toux rauque, inspiration bruyante, ressemblant au cri d'un jeune coq, à l'aboiement d'un chien ou au bruit que

____

(1) Ouv. cité.

ferait l'air en traversant rapidement un tuyau métallique. La difficulté de respirer va croissant, et elle est telle, que la figure du malade devient livide. Cette complication, qui peut se manifester dans tout le cours de la coqueluche, est presque toujours mortelle (1).

Les inflammations des viscères de la digestion compliquent aussi très-souvent la toux convulsive. L'épidémie de 1427 s'annonçait par des signes d'irritation gastrique. Les épidémies de 1510, de 1557, étaient compliquées de gastro-entérite aiguë. Celles de 1751 et de 1760 présentaient les caractères d'une fièvre muqueuse, avec production d'une quantité prodigieuse de vers lombrics ; presque tous les malades les rendaient par la bouche. La coqueluche qui régna à Erlang, en 1760, s'accompagnait de fièvre nerveuse (gastro-entéro-céphalite).

« L'irritation des voies digestives, dit le docteur Boisseau (2), accompagne souvent l'irritation des bronches qui constitue la coqueluche ; on la

---

(1) V. *Traité théorique et pratique du Croup*, d'après les principes de la doctrine physiologique, précédé de réflexions sur l'organisation des enfans ; par H.-M.-J. Desruelles, D. M. P., 1 vol. in-8°., 2ᵉ édit. Paris 1824.

(2) Ouv. cité.

reconnaît à l'appétit excessif, à la rougeur des bords de la langue, à la soif qu'éprouve le sujet et à la chaleur un peu âcre de la peau. Les symptômes fébriles qui accompagnent toute coqueluche très-intense sont alors plus marqués, parce que le siége de l'irritation s'étend à plusieurs organes; mais l'irritation gastrique dépend, soit de la cause qui a produit la coqueluche elle-même, c'est-à-dire l'irritation bronchique, soit de l'usage des pastilles d'ipécacuanha, des vomitifs plus énergiques, et même des sirops, des toniques de toute espèce que l'on prodigue trop souvent en pareil cas, soit enfin de ce que le malade n'est pas assez réservé sur les alimens et de ce que la membrane muqueuse gastrique participe sympathiquement à l'état morbide de celle des bronches. Ainsi, bien loin d'être primitive, la gastrite n'est alors que secondaire, et souvent ce n'est qu'une complication fortuite qu'on aurait pu éviter par un régime ou un traitement plus rationnel. »

Cette complication grave doit attirer toute l'attention du praticien. Elle accroît la violence de la coqueluche, et si elle n'est pas convenablement combattue, elle traîne après elle des accidens funestes.

Il n'est pas rare de voir la rougeole, la scarlatine et même la variole se manifester pendant le cours de la coqueluche ou être suivies de cette maladie. Cette complication est dangereuse, parce que les voies digestives sont toujours plus ou moins enflammées, et que le cerveau participe souvent à la souffrance des autres viscères.

ONZIÈME OBSERVATION (1).

A la suite d'une irritation des bronches, avec toux convulsive, contractée trois ans auparavant, le sujet de cette observation, âgé de neuf ans, conserva une toux sèche et assez fréquente. Cette toux, devenue plus violente, prend le caractère de la coqueluche. — Angine, légère gastrite. Un vésicatoire au bras produit de la fièvre. Il se manifeste une épistaxis. La diète et des sangsues sur la poitrine ne diminuent pas la violence des quintes ; des vomissemens glaireux ont lieu. L'usage de la belladona augmente les accidens : on abandonne ce médicament. Une épistaxis plus abondante que la première paraît. On emploie l'eau de laurier-cerise. Une irritation gastro-cé-

---

(1) Extr. de l'ouv. de Th. Guibert.

phalite en est la suite ; on supprime l'eau de laurier-cerise. La rougeole avec colite se manifeste le dix-huitième jour. Encore une épistaxis. Le deuxième jour de l'éruption, des symptômes d'une violente inflammation se prononcent. Deux saignées, les adoucissans ne calment pas ces accidens. Une autre saignée est faite le lendemain et un vésicatoire est posé à la partie droite de la poitrine. Les symptômes persistent. On fait une quatrième saignée, on applique des ventouses et deux vésicatoires ; on réitère la saignée le lendemain ; mais le jour suivant l'abattement est extrême, et le vingt-septième jour de la maladie l'enfant succombe.

La fréquence des épistaxis prouve que la tête était le siége d'une congestion sanguine, et cet état morbide suffisait pour donner à la toux le caractère convulsif. Tous les symptômes observés avant l'éruption de la rougeole devaient, ce me semble, faire soupçonner l'apparition prochaine de cette maladie. Le traitement stimulant mis en usage n'a-t-il pas accru les symptômes inflammatoires, et, par conséquent, retardé l'éruption de l'exanthème ? On verra plus loin quels genres de succès ont obtenus les auteurs qui mettent toute leur confiance dans la belladona, l'eau de laurier-cerise, les narcotiques et les stimulans pour combattre la toux convulsive. Ces moyens trop vantés ont presque toujours augmenté l'intensité de l'inflammation.

Dans l'observation dont nous venons de faire l'analyse, ne voit-on pas que, à l'époque où la rougeole s'est manifestée, le médecin pouvait saisir le véritable caractère de la maladie ? Mais alors l'inflammation avait pris un tel empire, elle parcourait avec tant de rapidité les organes, que les saignées répétées et les adoucissans n'ont pu en arrêter les progrès, ni même en ralentir la marche.

On a trouvé à l'autopsie la membrane muqueuse des bronches *un peu rouge*, surtout dans les dernières divisions bronchiques, qui se sont offertes *un peu plus larges* que dans l'état naturel. Ce dernier phénomène, ainsi que le gonflement et la rougeur des ganglions bronchiques, sont les résultats de la persistance de l'irritation. La membrane interne du cœur, les valvules mitrales et tricuspides étaient rouges et enflammées, et cette rougeur, qui était très-vive sur la membrane interne de l'aorte, se continuait depuis l'origine de cette artère jusqu'à sa bifurcation pelvienne. C'est sans doute à cette cardo-artérite, si fréquemment observée dans les cadavres d'individus morts à la suite de rougeole et de variole (1), que l'on doit la violence et la persistance des symptômes inflammatoires, qui, dans ces cas, ont opiniâtrément résisté aux saignées générales et locales, à la diète et aux autres moyens débilitans. Dans le sujet de l'observation dont nous parlons, on a trouvé l'estomac sain, mais les intestins offraient un peu de rougeur sur leur membrane muqueuse, et, quoique le dévoiement ait reparu à plusieurs reprises, le colon ne présentait aucune altération. Des vers trichu-

---

(1) Dans les ouvertures de cadavres que j'ai faites à l'hôpital du Val-de-Grâce, j'ai souvent trouvé des artérites et même des phlébites plus ou moins étendues chez des sujets morts de variole et de rougeole, pendant la dernière épidémie qui a régné à Paris (1825). Deux fois la phlébite s'est manifestée à la suite d'une saignée du bras; elle n'a pu être vaincue par les anti-phlogistiques les plus énergiques. Chez un soldat mort de la rougeole, la phlébite était générale, la paroi interne de *toutes les veines* était rouge et les gros troncs présentaient des fausses membranes faciles à détacher.

Le docteur Tanchou a montré à la Société médicale d'Émulation des pièces très-curieuses qui offraient des traces remarquables de ces phlegmasies.

rides ont été observés dans le cœcum et dans le colon ascendant, et des ascarides dans le colon transverse.

DOUZIÈME OBSERVATION (1).

Un enfant âgé de deux ans, malade depuis douze jours, présente les symptômes suivans : toux fréquente et sèche, conjonctives injectées, larmoiement, soif vive, fièvre vers le soir. On applique un vésicatoire. Le malade entre à l'hôpital le deuxième jour : érythême sur le ventre et les cuisses. Les adoucissans sont donnés. Les phénomènes augmentent d'intensité la veille de l'éruption morbilleuse ; colite : adoucissans. La rougeole paraît bien ; le cinquième jour de l'éruption, il y a une grande amélioration dans l'état du malade. La rougeole disparaît. Le lendemain, toux convulsive. Elle augmente les deux jours suivans. On met cinq sangsues sur la poitrine. La coqueluche continue sa marche. Le seizième jour de la maladie, le dévoiement, la somnolence et l'abattement se manifestent. Mort dans la soirée, à la suite de convulsions.

-----

(1) Extr. de l'ouv. de Th. Guibert, p. 214.

Il est évident que les premiers symptômes de cette maladie annonçaient une éruption prochaine de scarlatine ou de rougeole. Le traitement adoucissant a facilité l'éruption, et ce n'est qu'à dater de la disparition de l'exanthême, disparition dont on ne fait pas connaître la cause, que la toux convulsive se manifeste. Alors l'entérite et l'irritation bronchique ont lieu ; l'encéphale s'irrite aussi et termine la scène des accidens par la mort qui est précédée de convulsions.

On n'a trouvé dans l'encéphale qu'une sérosité abondante épanchée à la surface de l'arachnoïde et dans les fosses occipitales supérieures et inférieures ; le cerveau était mou, *mais sain*. Rien, ni dans le larynx, ni dans la trachée-artère, ni dans les bronches n'indiquait, suivant l'auteur, que ces organes eussent été le siége d'inflammation ; cependant les ganglions bronchiques étaient rouges, et les dernières divisions des bronches contenaient des mucosités ; ce qui pourrait faire croire que cette partie de l'autopsie a été faite avec peu de soin. Il n'y avait pas d'altération dans le cœur ; aussi les symptômes inflammatoires n'ont point offert cette intensité que nous avons remarquée dans le sujet

de la précédente observation. L'estomac, les intestins grêles ont été vus sains, nous dit-on;
mais la membrane muqueuse des gros intestins
était rouge et injectée, surtout dans la portion
iliaque et dans le rectum.

Ici, comme dans tous les autres cas, la coqueluche n'a point déterminé la mort; cette funeste terminaison a été la suite de l'inflammation
aiguë et profonde des viscères.

On a vu aussi la coqueluche compliquée d'ophthalmie rebelle. Cette dernière maladie a quelquefois offert des intermittences pendant lesquelles la toux convulsive redoublait d'intensité.
Mais il est nécessaire de dépouiller ces faits du
merveilleux dont ils paraissent entourés. Ce
n'est pas à la disparition de l'ophthalmie que
la violence de la coqueluche doit être attribuée.
Le froid, des écarts de régime en augmentant l'irritation bronchique et en favorisant la
congestion cérébrale, faisaient disparaître la
phlegmasie oculaire qui se manifestait de nouveau
lorsque la broncho-céphalite se calmait. On observe tous les jours des phénomènes semblables,
et on ne les attribue plus à la rétrocession de
l'inflammation.

Willis parle d'un enfant qui avait alternativement des attaques de toux convulsive et d'épilepsie.

La coqueluche qui s'est manifestée à Nîmes, en 1557, était compliquée de fièvre double tierce. L'épidémie de Paris, en 1751 et 1760, était accompagnée de fièvre quotidienne rémittente. La toux était très-violente ; le crachement de sang ou le saignement de nez terminait le paroxysme. Celle de Copenhague, en 1767, se montrait avec des exacerbations fébriles de deux jours l'un. L'épidémie de 1775 se compliquait de fièvre tierce. A Londres, en 1767, on observa la coqueluche épidémique avec une fièvre quotidienne rémittente. Les épidémies de Langen Saltz, en 1768 et 1769, commençaient par une fièvre double tierce qui était accompagnée de toux, et l'épidémie de Milan (1815) était compliquée de fièvre double tierce ; pendant la fièvre la toux cessait ; elle reparaissait au déclin des accès et continuait pendant la rémittence. Dans tous ces cas, l'irritation gastro-intestinale, bronchique ou céphalique, se manifestait sous ces formes diverses. Comment se rendre raison de ces phénomènes fébriles, si on ne les rapporte pas aux irritations des organes ? Les médecins qui s'obstinent à écarter de la pathologie les lumières de la physiologie, ceux surtout qui se laissent séduire par des théories captieuses, sont les seuls qui croient encore aujourd'hui à l'*essentialité* des fièvres intermittentes; mais les praticiens instruits cherchent et trouvent dans les lésions organiques la source de ces prétendues fièvres. De tels hommes sont seuls capables d'agiter et de résoudre cette importante question. De quel poids peut être l'opinion de médecins qui n'ont point encore trouvé l'occasion de mettre en pratique les connaissances théoriques qu'ils ont acquises ?

C'est ici le lieu de faire remarquer que les complications dont nous venons de parler s'observent rarement lorsque la coqueluche est sporadique, ou lorsque les épidémies attaquent un petit nombre de personnes à la fois : mais ces complications sont fréquentes et très-meurtrières lorsque la coqueluche épidémique envahit la presque totalité de la population d'une ville, d'un royaume, et qu'elle parcourt l'Europe entière, comme on l'a vu pendant les épidémies de 1510, de 1557, de 1580, de 1757, de 1767 et de 1769.

TERMINAISONS DE LA COQUELUCHE.

La coqueluche se termine, 1°. par la convalescence, 2°. par la mort, 3°. par une autre maladie.

La coqueluche simple est une maladie longue; mais elle n'est mortelle que lorsqu'une complication grave vient désorganiser un viscère important.

La convalescence de la coqueluche est souvent longue et difficile, parce que la membrane muqueuse des bronches reste long-temps impressionnable à l'action des modificateurs. Une toux ordinaire, mais opiniâtre, succède fréquemment à la toux convulsive, surtout lorsque les variations brusques de l'atmosphère se font sentir. Quelquefois même cette toux simple reprend le caractère spasmodique; mais les quintes sont éloignées et ne s'observent que le matin et le soir, après le sommeil du malade, ou à la suite d'un repas trop copieux. Il est rare que les adultes aient ces retours de coqueluche:

on ne les observe que chez les enfans, et moins souvent chez les enfans à la mamelle que chez ceux qui ont passé quatre ans. Les hémorrhagies nasales sont très-favorables à la résolution de la coqueluche. Matthœi dit qu'un flux purulent par les oreilles a terminé heureusement une toux convulsive qui durait depuis cinq semaines.

A la suite de la coqueluche il se manifeste quelquefois, ou des maladies légères, ou des sécrétions qui ont paru à certains auteurs comme des efforts critiques de la nature. Lorry a vu des coqueluches favorablement terminées par la diarrhée, la dysenterie, des oreillons, par un écoulement du derrière des oreilles ou des parties génitales. Wandermonde dit avoir observé des éruptions miliaires.

TREIZIÈME OBSERVATION.

Un enfant de deux ans était tourmenté par une violente coqueluche qui durait depuis quinze jours. Tout-à-coup il survint de la fièvre; le derme chevelu se gonfla et devint le siége d'une gourme très-épaisse. Les accès de coqueluche diminuèrent bientôt et cessèrent au bout de quelques jours. Je dois faire observer ici que cet enfant n'avait jamais eu de gourme à la tête.

Pendant le mois de germinal an XI, l'état de l'atmosphère, presque constamment humide, avait fait prédominer à Paris les affections dites catarrhales. Précédemment on avait observé des douleurs de tête, des maux de gorge et des coqueluches. Chez les enfans la toux de la coqueluche a diminué sensiblement à l'apparition de boutons à la peau accompagnée de beaucoup de démangeaisons. Quelquefois ces boutons se transformaient en furoncles et même il s'est formé des abcès. Cette dérivation a été très-salutaire chez tous les malades où elle a eu lieu (1).

La mort, comme nous l'avons déjà dit, n'est point le résultat de la coqueluche simple ; elle est l'effet des inflammations des viscères dont nous avons suffisamment parlé dans le chapitre précédent. Cependant plusieurs auteurs disent que des enfans sont morts suffoqués pendant un accès de coqueluche. Lancisi (2) assure avoir

(1) Extr. des observations communiquées à la Société de Médecine de Paris, sur les maladies qui ont régné pendant le mois de germinal an XI. Voy. *Journ. général de Méd.*, t. 18ᵉ, p. 437.

(2) *De subitaneis mortibus*, lib. I, cap. XVIII, in-4. Romæ, 1707-1708.

vu des sujets mourir subitement dans l'accès. Les enfans qui en ont été victimes ont sans doute succombé à une congestion cérébrale qui a déterminé l'apoplexie, la paralysie des muscles de la respiration, les convulsions et autres accidens funestes dépendant de l'irritation et de la congestion de l'encéphale.

Que faut-il penser des observations rapportées par Van-Swietten et Hoffmann ? Le commentateur de Boerhaave (1) dit qu'un médecin digne de foi avait observé la rupture des intestins pendant la violence d'un accès de coqueluche, et le médecin allemand (2) prétend que le corps d'une vertèbre se rompit par la véhémence des efforts de la toux.

On aurait tort de rapporter à la coqueluche, la pneumonie, la pleurésie, la phthisie pulmonaire, la gastrite, la gastro-entérite, la méningite, l'encéphalite, l'hydro-thorax, l'hydro-céphalite : ces maladies peuvent survenir à la suite de la coqueluche, qui en a été l'occasion ; mais elles ne dépendent point de cette affection.

Au contraire, les hernies, l'avortement, la chute

____

(1) *Comment. in Boerhaav.*, aph., t. IV, p. 90.
(2) Hoffmann, *Diss. de Tussi convulsiva*. Hal. 1732.

du rectum, peuvent être la suite d'une toux prolongée et dont les accès se sont fréquemment répétés.

On peut aussi observer l'apoplexie, l'hémoptisie, *les maladies organiques du cœur*, la dilatation des bronches ; mais ces affections ne peuvent être exclusivement attribuées ni à la fréquence, ni à la véhémence de la toux, les organes qui en sont le siége étaient déjà irrités avant l'apparition de la coqueluche, ou ils se sont irrités pendant la durée de cette maladie, et elle n'a été que l'occasion du développement des lésions vitales et organiques dont nous venons de parler.

DIVISION DE LA COQUELUCHE.

Notre opinion sur la nature et le siége de la coqueluche ne nous permet pas d'admettre avec quelques auteurs qu'il existe plusieurs espèces de toux convulsives. La coqueluche est une, quelle que soit la forme qu'elle revête et les modifications qu'elle présente dans ses principaux caractères. Son siége ne varie jamais, sa nature est toujours la même. Les phénomènes peuvent offrir plus ou moins d'intensité, ses terminaisons peuvent être plus ou moins heureuses, sa durée même plus ou moins longue; la maladie n'en reste pas moins la même dans tous les cas. La constitution individuelle des malades, la prédominance d'action d'un ou de plusieurs organes, la nature et le siége des complications, la méthode de traitement employée, et l'action plus ou moins vive des causes de la maladie, sont les seules circonstances qui puissent amener les différentes modifications qui ont été observées. C'est pour n'avoir pas tenu compte de ces circonstances que les auteurs, trompés sur l'aspect différent que présentait la maladie, ont cru qu'elle était susceptible de varier à l'infini dans la forme, dans la nature et dans l'intensité de ses symptômes.

Nous rejetons les trois espèces de coqueluche admises par Baumes. L'*inflammatoire* est celle qui survient aux individus sanguins chez qui les phénomènes de la phlegmasie développent des sympathies très-actives ; *la muqueuse* est celle qui arrive aux personnes lymphatiques, aux enfans disposés à la sécrétion muqueuse, et l'on sait que chez les individus qui ont cette idiosyncrasie, l'inflammmation ne présente que des phénomènes peu prononcés et des sympathies presque nulles. *La bilieuse* tient aussi à des causes qu'il est facile de trouver, soit dans l'idiosyncrasie individuelle, soit dans la saison où la coqueluche se montre. Baumes avoue lui-même que souvent la coqueluche est *inflammatoire* dans sa première période et qu'elle n'est plus que *glaireuse* dans la seconde. Ainsi la même coqueluche pourrait commencer par être inflammatoire, puis elle deviendrait glaireuse, et enfin, si elle avait lieu pendant les grandes chaleurs de l'été, elle pourrait devenir bilieuse, et, chez le même individu,

la maladie pourrait revêtir ces trois formes différentes. Si le médecin admettait ces distinctions et
basait sur elle sa thérapeutique, qu'en résulterait-
il? Il saignerait d'abord pour combattre les symptômes inflammatoires, puis, pour augmenter le
ton de la fibre et, en même temps, évacuer d'a-
bondantes mucosités, il donnerait des stimulans
et des évacuans; ensuite il évacuerait le malade
d'une bile imaginaire, et finirait sans doute par
le saigner de nouveau si la coqueluche recom-
mençait le cercle par où elle aurait passé pour
parcourir les trois états dont j'ai parlé. Il reste-
rait encore le spasme contre lequel on ne manquerait pas de prodiguer les anti-spasmodiques, les
narcotiques et les stimulans. Lassé enfin d'avoir
épuisé toutes les ressources de la matière médicale contre des êtres créés par une fausse théorie,
on n'emploierait plus sans doute aucun moyen;
le temps viendrait calmer la maladie, et l'on ne
manquerait pas d'attribuer à ces importunes médications un succès qu'on aurait pu obtenir par
des moyens simples et véritablement appropriés
à la nature du mal si on l'avait connue.

Matthœi (1) admet une coqueluche *hyper-*

---

(1) *In horn. Archiv.*, B. III, Heft 2, n. 1.

sthénique et une coqueluche *asthénique* : c'est comme si l'on disait qu'une même maladie est et n'est pas inflammatoire.

Th. Guibert dit qu'il n'y a qu'une espèce de coqueluche simple ; mais il admet autant d'espèces qu'il y a de complications : cette théorie se réfute d'elle-même.

Des auteurs ont fait plusieurs espèces de coqueluche, suivant que cette maladie était ou non accompagnée de fièvre. La fièvre indique seulement qu'il existe une phlegmasie viscérale assez intense pour réveiller des sympathies sur l'appareil circulatoire, et sa présence ne peut, dans aucun cas, changer la nature de la coqueluche.

On a aussi divisé la coqueluche en aiguë et en chronique. Cette division n'est pas non plus fondée. La coqueluche est une maladie qui dure long-temps, et si par fois sa durée dépasse le terme ordinaire, le praticien aurait tort de croire que la coqueluche est restée simple. Il y a toujours dans ce cas une irritation viscérale qui alimente l'irritation broncho-céphalite, et le médecin doit examiner avec soin d'où part cette influence qui prolonge la durée de la maladie.

PRONOSTIC DE LA COQUELUCHE.

Le pronostic est le jugement que le médecin porte sur l'issue d'une maladie. Ce jugement doit être fondé sur la nature des symptômes, sur l'époque où quelques-uns d'entr'eux se manifestent, et sur les circonstances qui accompagnent et qui suivent leur apparition.

Pendant long-temps les médecins ont rassemblé, dans leur esprit, des groupes de symptômes qu'ils avaient observé être favorables ou désavantageux à l'issue d'une maladie, et ils déterminaient empiriquement le pronostic sur ces données vagues et générales.

Ce n'est plus ainsi que l'on procède aujourd'hui pour établir le pronostic d'une maladie. On observe les symptômes en les rattachant aux organes malades ; on examine le degré de la lésion ; on juge si elle est compatible avec la vie, si sa durée sera longue et sa terminaison heureuse ou funeste. En suivant cette marche physiologique, le jugement que l'on porte ne peut être erroné ; des cas imprévus, des accidens inévitables, l'indocilité des malades, le mettent quelquefois en défaut ; mais alors c'est moins le médecin qu'on doit en accuser que les circonstances qu'il n'a pu prévoir ou dont il n'a pu empêcher les effets.

Dans le cours de toute maladie, on peut observer des circonstances avantageuses et des circonstances défavorables à la guérison des malades. C'est le tableau de ces diverses circonstances que nous allons présenter.

CIRCONSTANCES DÉSAVANTAGEUSES.

Les enfans à la mamelle, ceux qui sont travaillés par la dentition, sont plus exposés aux suites de la coqueluche que ceux qui ont passé cette période de l'accroissement ou qui sont plus âgés.

Les enfans d'un âge tendre, encore à la mamelle, ceux qui sont travaillés par la *pousse* des dents, sont souvent victimes des suites de la coqueluche. Chez eux les irritations parcourent avec facilité les différens *départemens* de l'économie, et l'encéphalite complique presque toujours les maladies dont ils sont atteints.

On a dit que la coqueluche faisait de grands ravages parmi les enfans nés de parens phthisiques. Cette assertion est-elle fondée? Si les faits que je possède ne sont ni assez nombreux, ni assez concluans pour la nier, du moins je puis ici examiner les raisons sur lesquelles on s'est appuyé pour l'établir. A une époque où l'on croyait que les tubercules se formaient dans le poumon par une espèce de fatalité et qu'ils étaient même héréditaires, les médecins pensaient qu'un enfant né de parens réputés phthisiques devait nécessairement apporter, en venant au monde, sinon des tubercules, du moins ce qui en constitue le germe, et ces médecins croyaient que la coqueluche les développait ou les fondait en suppuration. On a fait justice de cette manière de voir. On pense aujourd'hui avec raison que les tubercules sont toujours les effets d'une irritation chronique.

La coqueluche qui survient pendant le cours d'une rougeole, d'une variole, d'une scarlatine, est ordinairement grave, parce que l'irritation bronchique, qui accompagne ces éruptions cutanées, a continué d'exister après la disparition de ces phlegmasies éruptives. La bronchite est devenue en quelque sorte chronique.

Doit-on admettre l'opinion des médecins qui pensent que la coqueluche est plus dangereuse lorsqu'elle attaque les enfans du sexe féminin que lorsqu'elle se manifeste chez les enfans du sexe masculin ? L'observation ne nous paraît pas avoir prouvé cette proposition. On remarque en effet que la coqueluche fait plus de ravage parmi les enfans du sexe féminin et les femmes, que parmi les enfans du sexe masculin et les hommes; mais cette différence tient sans doute à ce que, pendant le cours d'une épidémie, on voit en général plus de femelles que de mâles atteints de coqueluche.

On a noté comme une circonstance dangereuse la persistance de la gêne de la respiration dans l'intervalle des accès : il existe alors une phlegmasie bronchique très-considérable, et cette inflammation peut passer à l'état chronique, ou désorganiser lentement l'organe pulmonaire.

La fréquence des accès indique que la phlegmasie est très-intense, et toutes les fois que l'inflammation bronchique dépasse un certain terme, on doit craindre que la coqueluche n'ait une issue funeste. Cette fréquence des accès peut dépendre aussi de la répétition des congestions cérébrales. Le médecin doit donc, dans ce cas, examiner avec soin le degré de lésion des viscères pulmonaire et encéphalique.

Lorsque la toux est véhémente, et qu'il ne survient ni vomissement ni hémorrhagie, on a observé que souvent le paroxysme était suivi de convulsions ou d'apoplexie. Il arrive alors que la congestion cérébrale, augmentée par les efforts de la toux, produit soit un épanchement de sang dans la pulpe encéphalique, soit une injection considérable dans les membranes du cerveau.

On conçoit qu'une mauvaise conformation de la poitrine est une circonstance désavantageuse, les poumons ne peuvent exercer librement leur action, étant resserrés dans une cavité trop étroite pour les loger. Cependant si la mauvaise conformation de la poitrine provenait d'une déviation déjà ancienne de la colonne vertébrale, ou d'un vice de naissance, elle serait moins fâcheuse que si elle dépendait d'une atrophie des poumons. Dans ce dernier cas les parois de la poitrine se sont rapprochées des poumons dont le volume a diminué peu à peu; ce qui indique qu'ils sont le siége d'une lésion antérieure à la coqueluche.

La sécheresse de la toux, la difficulté de l'expectoration, suivies de la prostration des forces, de l'œdême de la face et des membres, indiquent une phlegmasie chronique et une induration des poumons. Si à ces signes se joint une diarrhée colliquative, on ne peut plus douter que la phlegmasie n'ait établi son siége dans plusieurs organes : elle est devenue incurable.

CIRCONSTANCES AVANTAGEUSES.

Si les individus ont passé l'âge de la première enfance.

Si la dentition est complète.

S'ils ne sont point sujets à des irritations bronchiques ou intestinales.

Si la coqueluche est sporadique.

Si l'épidémie est peu intense.

Si elle est circonscrite dans un pays et ne s'étend pas au-delà.

Si elle a commencé au printemps.

Si la température, de froide et humide qu'elle était, devient sèche et chaude.

Si avant l'épidémie on a rarement observé l'encéphalite parmi les enfans.

S'il ne règne pas en même temps des phlegmasies éruptives.

Si la difficulté de respirer, la sécheresse de la toux n'existent pas.

Si les intervalles des accès sont marqués par une rémission complète.

Si les accès sont rares, surtout la nuit.

Si l'expectoration est facile, si les matières sont muqueuses, légèrement teintes de sang.

Si les malades ont des hémorrhagies nasales.

Si la tête n'est pas douloureuse dans les intervalles des accès.

S'il survient des boutons ou des gourmes au visage et au derme chevelu des enfans.

Si la poitrine des malades est bien conformée.

Si enfin aucune phlegmasie ne complique la coqueluche.

QUESTIONS

RELATIVES A LA CONTAGION, A LA RÉCIDIVE ET A
LA MORTALITÉ DE LA COQUELUCHE.

1°. LA COQUELUCHE EST-ELLE CONTAGIEUSE?

« Il en est de la coqueluche comme de la petite vérole, dit Rosen, elle se communique par contagion ; et moi-même, sans le vouloir, je l'ai transportée d'une maison dans une autre. Un enfant qui en était pris la communiqua à deux autres dans une maison où il avait été envoyé. » Cette assertion de Rosen est trop incertaine pour que nous puissions l'admettre.

Un assez grand nombre de médecins croient à la contagion de la coqueluche ; mais leur opinion, à cet égard, ne nous paraît pas reposer sur des fondemens solides. Parmi ceux qui ont admis la contagion, nous citerons Autenrieth (1),

---

(1) *Versuche für die pract. Heilkunde*, t. 1, p. 134.

Bisset, Matthœi, Paldame (1), Vogler (2).

Cullen explique cette prétendue contagion d'une manière si vague, qu'on peut croire qu'il a cédé au préjugé qui régnait à l'époque où il écrivait plutôt qu'à une entière conviction basée sur des preuves irrécusables. Cette contagion, selon lui, *est d'une nature particulière et d'une qualité singulière.* Qui se contenterait aujourd'hui d'une explication si étrange et si contraire à l'observation et à la raison ?

Hooper (Robert) (3) se borne à dire que la coqueluche est contagieuse. Cette opinion n'est appuyée ni sur des observations précises, ni sur des raisonnemens exacts.

La coqueluche, suivant Stoll (4), est singulièrement assujettie à la constitution épidémique régnante ; mais il nie qu'elle soit contagieuse.

« Lorsqu'une maladie peut être attribuée à une influence atmosphérique, dit le docteur

____

(1) Ouv. cité.

(2) *Hufeland Journ. der pract. Heilk.* xv B. 1 St. p. 183.

(3) *Lexicon medicum, or medical Dictionnary,* by Robert Hooper, M. D. London 1825, in-4°., 5ᵉ édit.

(4) *Rat. med.* p. II, p.

Dewees, elle n'est pas contagieuse. La nature n'emploie jamais deux causes aussi opposées pour produire le même effet. »

M. Laennec pense que la propagation de la coqueluche par l'effet d'une contagion n'est rien moins que prouvée.

Gardien, sans donner aucune preuve de ce qu'il avance, admet *un principe contagieux* dont la transmission peut avoir lieu par une communication immédiate, comme dans la syphilis, la petite vérole et la vaccine.

La contagion dans ces maladies est bien évidente, et il n'y a aucune raison de la nier. Mais, pour que cette contagion ait lieu, il faut que la matière *contaminée* touche le malade dans un point de l'économie où l'absorption est active et l'irritabilité exaltée ; hors ce cas, il n'y a point de contagion proprement dite. Un homme portant une ulcération à la gorge peut cohabiter avec une femme sans lui transmettre la maladie dont il est atteint ; un enfant peut visiter un autre enfant malade de la variole sans gagner la petite vérole ; chez un individu qui aura touché un autre individu vacciné, les boutons de vaccin développeront-ils ?

Quant à la syphilis et à la vaccine, je crois

qu'on est aujourd'hui d'accord sur le mode de
contagion ; il n'en est pas de même touchant la
contagion de la variole, et il est encore un grand
nombre de médecins qui pensent qu'il suffit de
visiter un varioleux pour être atteint de variole ;
ils ajoutent cependant qu'il faut y être disposé ;
mais ils n'ont pas réfléchi que la variole est presque toujours épidémique, qu'elle attaque tous
ceux qui se trouvent dans le foyer de la cause
morbide, qu'elle sévit également sur ceux qui
visitent les varioleux, comme sur ceux qui évi-
tent avec un soin extrême de les visiter ; qu'on
voit des enfans jouer avec leurs frères atteints de
variole et ne pas pour cela contracter la maladie.

Dans la coqueluche aucune matière capable de
produire la contagion ne sort du corps du malade, à moins qu'on ne considère comme telle
les glaires rendues à la suite des accès. Il ne peut
donc y avoir de contagion possible. La coqueluche est épidémique ; mais, comme toutes les
maladies de ce genre, elle n'est point contagieuse. Lorsqu'elle attaque une population toute
entière elle devient plus intense, non parce que
beaucoup de personnes en sont atteintes, mais
parce que la cause qui l'a produite est très-ac-
tive. Toutefois ce n'est pas une raison de

croire qu'elle est contagieuse, et cela est si vrai,
c'est que si l'on envoie dans un autre pays des
enfans atteints de coqueluche, ils restent seuls
malades dans le lieu où on les a déposés et ils
ne portent pas avec eux le germe de la contagion, comme on l'a pensé. Dira-t-on que ce
germe s'affaiblit, s'anéantit même par le changement d'air ; mais il y a autant de raisons de
croire que ce germe n'existe pas, que de sup-
poser qu'il devient inactif. Pour admettre l'hypothèse dont nous venons de parler et l'offrir
comme une objection, il faudrait d'abord prouver que ce germe existe ; or, c'est ce que l'on
ne peut pas faire, et nous croyons alors être suffisamment autorisé à le nier.

2°. LA COQUELUCHE EST-ELLE SUJETTE A RÉCIDIVE.

Rosen déclare n'avoir jamais vu d'enfant pris deux fois de la coqueluche pendant trente ans qu'il a pratiqué la médecine. Il pense qu'elle n'attaque que ceux qui ne l'ont pas encore eue. C'est aussi l'opinion de Cullen ; Matthœi et Hillary ont fait la même observation. Le sentiment de ce dernier auteur est le fruit de beaucoup de recherches qu'il a faites, tant parmi les vieillards que parmi les médecins qu'il a consultés. Bisset (1) assure que les individus atteints de coqueluche qu'il a soignés dans le Cleveland ne l'avaient pas encore eue.

On a observé que les enfans qui avaient eu la coqueluche en automne en avaient une récidive au printemps ; Morris a souvent eu l'occasion de faire cette remarque. Mais, comme l'observe Rosen, chez ces enfans la maladie n'était pas passée entièrement : le même foyer, dit cet auteur, s'est rallumé au printemps.

Quoi qu'il en soit de ces faits rapportés par des praticiens dignes de foi, nous pensons que le

______

(1) *Medical Essays*, p. 178.

même individu peut avoir plusieurs fois la coqueluche dans le cours de la vie; mais cependant cette récidive doit être en effet peu fréquente. Il faut, pour qu'elle ait lieu, que les individus soient soumis aux influences des mêmes
causes, qu'ils se trouvent dans les mêmes dispositions.

On peut dire en général que la récidive de
la coqueluche est rare, mais on ne peut pas assurer qu'elle soit impossible.

2° QUELLE EST LA MORTALITÉ RELATIVE DE LA COQUELUCHE?

Les registres publics nous apprennent, dit Rosen, que depuis 1749 jusqu'à 1764 inclusivement, il est mort de la coqueluche, en Suède, 43393 enfans, ce qui fait 2712 enfans chaque année. En 1755, il en est mort 5832, et dans les années moins mauvaises, 1700 à 2000. Des 43393, il y en a eu 21543 du sexe masculin et 21850 du sexe féminin (1). Aussi, ajoute Rosen, la maladie est encore plus dangereuse pour les filles (2).

Je dois à la complaisance de M. le docteur Villermé, les détails que je vais rapporter. Ce médecin, qui s'occupe d'un grand travail sur la

____

(1) Ouv. cité, p. 306.

(2) Le traducteur de l'ouvrage de Rosen s'est trompé en rapportant ce passage. Le nombre des enfans qu'on dit être morts de la coqueluche représente sans doute le nombre total des enfans qui sont morts en Suède pendant cette période de quinze années, ce qui semble appuyer notre opinion, c'est que dans une période de vingt-et-une années on ne compte que 7383 personnes qui ont succombé à la coqueluche en Suède et en Finlande. (*Voy.* le tableau ci-après.)

mortalité considérée sous les points de vue les plus utiles, a bien voulu me communiquer les documens qu'il a recueillis sur la mortalité relative de la coqueluche.

Dans la Poméranie prussienne, durant une période de cinq années, depuis 1790 jusqu'en 1795, inclusivement, il est mort de la coqueluche, 1093 mâles et 1185 femelles, ce qui fait 2278 individus, sur 27919 mâles, 28994 femelles, ou 56913 morts. Le rapport de la mortalité attribuée à la coqueluche, sur la mortalité causée par d'autres maladies, a été de 1 : 25 $\frac{6}{13}$.

Chaque année ce rapport a varié, ainsi qu'on peut s'en assurer par le tableau suivant :

Années.	Morts de la Coqueluche.		Proportion des décès.		Rapport.
	Mâles.	Femelles.			
1790	311	332	643 sur 11602		1 : 18
1791	294	319	613	13333	1 : 21 $\frac{3}{8}$
1792	117	137	254	10964	1 : 43 $\frac{7}{12}$
1793	142	154	296	10485	1 : 35 $\frac{12}{29}$
1794	229	243	472	10429	1 : 22 $\frac{1}{10}$

Durant cette période, il est mort chaque année, de la coqueluche, plus de femelles que de mâles.

De 1789 à 1798, il est mort de la coqueluche, dans la nouvelle Marche de Brandebourg, 1700 mâles, 1640 femelles, ou 3340 individus; le total des morts s'est élevé à 71,879. Le rapport a été de 1 : 21 $\frac{1}{2}$, et il y a eu moins de femelles que de mâles.

Dans la Marche de Brandebourg, il est mort de la coqueluche, depuis 1789 jusqu'à 1798, 7006 individus, dont 3501 mâles et 3505 femelles. Le nombre total des morts a été de 206213; le rapport a été de 1 : 29 $\frac{9}{20}$. Il y a eu à-peu-près autant de mâles que de femelles.

A Berlin, en 1787, 52 individus sont morts de la coqueluche, dont 27 mâles et 25 femelles, et les décès généraux ont été de 5136, ce qui établit le rapport de 1 : 98 $\frac{10}{13}$.

En 1788, 122 individus sont morts de la coqueluche, 68 mâles et 54 femelles. — Nombre total des morts, 6104. Rapport — 1 : 50.

A Copenhague, dans les années indiquées dans le tableau qui suit :

Années.	Morts de la Coqueluche.	Décès généraux.	Rapport.
1797	63	3278	1 : 52
1798	15	3717	1 : 247 $\frac{4}{5}$
1799	12	3601	1 : 300 $\frac{1}{12}$
1800	46	3689	1 : 80 $\frac{3}{46}$
1801	25	3542	1 : 141 $\frac{3}{4}$
1802	6	3263	1 : 700 $\frac{1}{3}$
1803	83	3442	1 : 41 $\frac{9}{20}$
1804	25	3688	1 : 147 $\frac{13}{25}$
1805	75	3585	1 : 47 $\frac{12}{13}$
1806	83	3529	1 : 42 $\frac{1}{2}$
1807	24	4307	1 : 172 $\frac{7}{12}$
1808	23	4606	1 : 200 $\frac{3}{11}$

Le rapport général, pendant ces 12 années, a été de 1 : 91 $\frac{3}{4}$. A en juger par le calcul de cette période, la coqueluche paraîtrait rarement à Copenhague, ou y serait rarement mortelle. On ne peut établir le rapport des sexes parce que les détails manquent sur ce sujet.

A Glascow, pendant 30 années, de 1783 à 1813, il est mort 54476 individus, dont 2919 de la coqueluche, un 18e à-peu-près, ce qui ferait présumer que la coqueluche est fréquente à Glascow.

En Suède et en Finlande, pendant une période de 21 années qui finit à 1795, inclusivement, sur 100000 morts, on en a compté 7383, dont 3600 mâles et 3783 femelles qui ont succombé à la coqueluche : il y a eu, comme on le voit, plus de femelles que de mâles. Le rapport a été de 1 : 13 $\frac{1}{3}$.

A Philadelphie, pendant 9 années, de 1809 à 1818, 18217 individus sont morts, et, sur ce nombre, il y en a eu 331 victimes de la coqueluche, ce qui fait un 55e.

A Strasbourg, de 1806 à 1815 inclusivement, on a compté 20161 morts; 214 seulement sur ce nombre ont péri de la coqueluche, ce qui fait un 94e. Ce rapport est d'autant plus remarquable qu'à Strasbourg la température est habituellement froide et humide.

Les résultats que nous venons d'offrir sont sans doute insuffisans pour établir des données précises sur la mortalité relative de la coqueluche. Nous n'avons rien trouvé de plus exact dans l'Histoire des épidémies. Il serait donc difficile de dire dans quelle proportion sont mortes les personnes qui ont été atteintes de coqueluche;

1°. parce que la plupart des auteurs n'en ont point tenu note; 2°. parce que la coqueluche s'est rarement montrée exempte de complications; 3°. parce que le mode de traitement suivi a dû influer sur la mortalité; et 4°. parce qu'on a souvent désigné comme morts des suites de la coqueluche des individus qui avaient succombé à toute autre affection. Cependant on peut tirer des faits que nous avons rapportés et des considérations auxquelles nous nous sommes livrés dans cet ouvrage, les conclusions suivantes :

1°. La coqueluche simple est rarement mortelle;

2°. Elle est presque toujours funeste, au contraire, lorsqu'elle est compliquée d'encéphalite, de gastrite aiguë, de pneumonie, d'angine, de croup;

3°. Elle fait périr un plus grand nombre d'enfans que d'adultes ; plus de filles que de garçons ; plus de femmes que d'hommes ; plus de vieillards que d'adultes ;

4°. Elle est plus dangereuse en hiver et en été qu'au printemps et en automne;

5°. La coqueluche n'est pas endémique dans tous les pays humides et réputés malsains, et dans les temps ordinaires elle ne paraît pas y être plus meurtrière que dans d'autres pays.

EXAMEN

DE DIVERS MOYENS PROPOSÉS ET EMPLOYÉS
CONTRE LA COQUELUCHE.

Guidés quelquefois par une fausse théorie, ou presque toujours entraînés témérairement par l'exemple de leurs devanciers, la plupart des médecins qui ont écrit sur la coqueluche ont suivi des méthodes erronées de traitement, ou ils se sont abandonnés à un aveugle empirisme. Ce n'est que dans les temps modernes qu'on a vu des hommes plus sages chercher une autre route que celle où la multitude s'est constamment égarée.

Sans blâmer ces médecins, dignes sous d'autres rapports de notre admiration et de nos respects, qu'il nous suffise de reconnaître, dans les efforts multipliés et impuissans qu'ils ont faits pour fonder la thérapeutique de la coqueluche, combien est funeste pour la pratique l'influence d'une vicieuse direction dans l'étude de la théo-

rié. Toutefois cette réserve que nous com-
mandent l'équité et la raison, ne nous défend
pas de rechercher d'où sortent les causes de la
thérapeutique monstrueuse que l'histoire de la
coqueluche nous présente. Notre devoir, au
contraire, nous oblige à signaler les erreurs,
afin d'en tarir la source.

Le rapprochement des méthodes contradictoires qu'on a tour à tour suivies, abandonnées
et remises en faveur depuis le quinzième siècle
jusqu'à nos jours; la comparaison des idées théoriques des auteurs avec le traitement qu'ils proposent, seraient certainement pour les médecins
qui admettent encore aujourd'hui l'existence
d'un principe conservateur de l'économie, un
beau sujet d'admiration. Il faut bien que ce
principe existe, diraient-ils, puisque tourmentée
par l'action perturbatrice d'un si grand nombre
de médicamens, l'économie est néanmoins sortie
triomphante d'une lutte si longue et si cruelle.

Ce serait abuser de la patience du lecteur, si
de nouveau nous lui prouvions combien il importe de connaître le siége et la nature des maladies, et nous semblerions avoir peu de confiance dans son jugement, si nous lui disions que
de cette connaissance dépend la certitude de la

thérapeutique. Mais nous croyons devoir lui faire
remarquer que c'est pour n'avoir point connu et
apprécié les conséquences de ces principes que
les médecins qui nous ont précédé ont si souvent varié dans les traitemens de la coqueluche;
que c'est par les mêmes raisons qu'ils se sont
livrés à la recherche de spécifiques, applicables
dans tous les cas, et à toutes les périodes de la
maladie. C'est à ces causes aussi que sont dues
ces nombreuses méthodes dont les divers élémens, loin de se coordonner entre eux se com-
battent, et sont même opposés aux idées qui
semblent les associer les uns aux autres. A quelle
autre cause doit-on rapporter l'opinion de ces
auteurs qui, d'autant plus dangereux qu'ils se
croyaient plus sages en repoussant toute théorie,
se confiaient dans des remèdes hasardeux qu'ils
employaient sans mesure et sans réserve.

Et cependant quelques succès fortuits de ces
empiriques ont engagé dans le terrain inégal et
incertain de la routine des médecins qui, s'ils
eussent un peu écouté les conseils de la raison,
se seraient bientôt aperçus qu'ils ne marchaient
que sur une terre mouvante et trompeuse.

Dévoiler les inconséquences qui découlent de
ces diverses manières d'envisager et d'appliquer

la thérapeutique, et tracer une méthode qui, modifiée suivant les cas, soit cependant uniforme et toujours invariable, tel est le but que nous nous proposons dans l'examen qui fait l'objet de ce chapitre.

« Comme les opinions sur la nature et les causes de la coqueluche ont été très-partagées jusqu'à présent, dit Dantz, il est arrivé que chaque médecin a presque eu une méthode particulière pour la traiter, et que l'un a vanté un moyen que l'autre a regardé comme insuffisant. La plupart ont cherché des médicamens qui agissent comme spécifiques, ce qui ne peut avoir lieu dans cette toux, qui se montre d'une manière si différente. Aussi a-t-on vanté un très-grand nombre de moyens dont l'efficacité est souvent très-différente et même opposée. »

Si nous cherchons à expliquer la pensée de Danz en nous éclairant des lumières que les observations et les histoires des épidémies nous ont procurées, nous ne tarderons pas à trouver la cause de cette diversité d'opinions touchant les résultats des remèdes. Les auteurs eussent connu les fautes qu'ils se reprochaient et ils auraient évité celles qu'ils commettaient eux-mêmes, si au lieu de prendre l'*économie* en *masse* ils eussent étudié séparément l'action des organes et mieux apprécié leurs mutuelles influences : une théorie organique, fondée sur la physiologie, eût amené une thérapeutique rationnelle et uniforme.

Les uns vantaient les anti-spasmodiques et les toniques, parce que la plupart des malades qu'ils ont soignés par la méthode stimulante n'avaient point d'irritation gastrique. Ces médicamens opéraient une dérivation salutaire, ou contrariaient peu la marche de la maladie qui était longue et sujette à de fréquentes rechutes.

Les autres, par la même raison, exaltaient la vertu des plantes narcotiques. Il en est qui voulaient qu'on administrât les adoucissans et les expectorans, parce qu'ils avaient échoué un grand nombre de fois en employant la méthode contraire. Les malades commis à leurs soins étaient ou très-irritables, ou atteints d'irritation gastro-intestinale.

D'autres commençaient le traitement par les anti-phlogistiques ; mais la saignée leur paraissait être d'un vain secours, parce qu'ils en détruisaient les bons effets par l'usage intempestif des dérivatifs et des stimulans.

Enfin, plusieurs lassés des infructueux efforts qu'ils avaient faits en suivant des méthodes

opposées ; dans les cas sans doute où elles n'é-
taient pas indiquées, déclaraient que toute espèce de traitement devait être rejeté et qu'on
devait abandonner à la nature la guérison de la
coqueluche simple.

Nous pouvons donc déduire de ces aperçus
généraux que presque tous les médicamens qu'on
a essayés dans la cure de la coqueluche ont été
souvent incertains et inefficaces, et qu'ils ont
presque toujours produit de fâcheux résultats.

SAIGNÉES GÉNÉRALES ET LOCALES.

La saignée a été préconisée par un grand nombre de médecins ; quelques-uns l'ont regardée
comme le principal moyen de traitement, plusieurs comme un moyen accessoire, et presque
tous ne l'ont employée que pour remédier aux
accidens inflammatoires qui survenaient pendant
le cours de la coqueluche.

Sydenham et Huxham (1) avaient adopté une
méthode simple et rationnelle qui avait pour base
la saignée. Ce dernier auteur, pendant l'épidémie de Plymouth, en 1744, lui dut de nom-

______

(1) *Operà physico-medica.*

breux succès : il l'employait même chez les enfans de l'âge le plus tendre.

L'efficacité de la saignée avait déjà été constatée
par les médecins de Breslaw pendant l'épidémie
de 1699. Ces praticiens croyaient leur opinion
si bien fondée, qu'à cette époque ils reprochaient
aux médecins allemands d'user trop rarement
de la saignée dans le traitement de la coqueluche.

On a lieu d'être surpris qu'une pratique aussi
sage, aussi conforme à la nature de la maladie,
ait été presqu'entièrement abandonnée. Cependant on doit louer Willis (1) de l'avoir si vivement recommandée dans un temps où les médecins regardaient la mousse d'Islande comme
un moyen spécifique contre la coqueluche.

La saignée a aussi été vantée par Astruck (2),
par Forbes (3), et surtout par Sauvages et Rosen.
Home (4) veut qu'on la répète souvent, et Hil-

---

(1) Th. Willis, *Patholog.* cerebri specimen in quo
agitur de morbis convulsivis.

(2) *On the diseases of children.*

(3) *Dissert. de Tussi convulsiva.* Edimb. 1755. V.
Halleri coll. diss., pr. II, n. 46.

(4) *Princip. med.*, ed. II. Edimb. 1762.

lary (1), qui partage cet avis, faisait ouvrir plusieurs fois la veine lorsque les enfans étaient
sanguins. Hayes (2), Quarin (3) avaient la plus
grande confiance en ce moyen. James Sims (4)
l'a trouvé utile dans l'épidémie de 1767 ; mais
Stoll (5), qui en reconnaissait les bons effets voulait que les évacuations sanguines ne fussent faites
qu'au printemps : il les croyait nuisibles en été
et en automne.

M. Laennec pense que la saignée est aussi rarement utile dans la coqueluche que dans les
autres variétés du catarrhe pulmonaire. On ne
doit pas s'étonner d'une telle proscription lorsqu'on voit ce médecin recommander de donner
les vomitifs au début de cette maladie, et de les
répéter tous les jours ou tous les deux jours,
pendant une ou deux semaines (6).

____

(1) *Observat. on the diseases of Barbados*, 2e édition.
Lond. 1765.

(2) *A serious address on the dangerous consequences
of neglecting common cougs and colds*, etc.

(3) *Animadversiones praticæ in morbos diversos.*
Viennæ, 1786.

(4) *Observations on epidemic disorders, with remarks*, etc. London, 1773.

(5) Ouv. cité.

(6) Ouv. cité, t. 1er, p. 199.

Burton (1) et Millar (2) rejetaient la saignée. Cependant ce dernier mettait quelquefois les sangsues en usage. Ne perdons pas de vue que Burton recommandait aussi les cantharides, le camphre et l'extrait de quinquina. D'après les idées peu justes qu'il avait sur la nature et le siége de la coqueluche, il devait nécessairement croire que la saignée était nuisible. En effet, s'il avait adopté l'opinion contraire, sa thérapeutique eût paru non moins incendiaire qu'absurde. Quant à Millar, partisan outré de l'assa-fœtida, il ne connaissait que cette substance qui fût propre à combattre efficacement le spasme dont il était toujours préoccupé.

Lieutaud (3) ne faisait saigner les malades que lorsque la fièvre était violente et la respiration difficile. Hufeland ne conseille la saignée que dans le cas où les individus sont sanguins, pléthoriques, sujets aux hémorrhagies du nez et de la bouche; lorsque les accès sont violens, la fièvre forte, ou qu'une respiration difficile ac-

______

(1) *Appendix to his treatise on the non naturels*, etc. V. Lettsom.

(2) *Observations on the asthma and on the hooping-cough.* London, 1769.

(3) *Med. prat.*

compagne la toux, que les quintes menacent de suffocation. Les saignées, dans ces cas, sont à ses yeux des moyens *anti-spasmodiques* qui calment, *dérivent le stimulus* et apaisent les *spasmes*. Toutefois ces spasmes l'effraient à tel point que la saignée dont il a si justement proclamé les heureux effets, ne lui paraît plus une arme suffisante, et pour combattre un ennemi qui lui semble si redoutable, il emprunte aux stimulans des forces incertaines et souvent dangereuses.

Matthæi proscrit la saignée dans l'espèce de coqueluche qu'il appelle asthénique. « On peut croire, dit cet auteur, que la toux suffocante ou la coqueluche que Sydenham et d'autres ont traitée, était de nature hypersthénique, puisqu'ils recommandent d'une manière si urgente la saignée et qu'ils la répétaient souvent plusieurs fois. »

Matthæi croit ainsi échapper aux objections qu'on pouvait lui présenter contre la division qu'il admet. Aussi s'est-il empressé de classer parmi les coqueluches qu'il appelle hypersthéniques les faits transmis par Sydenham, Huxham et beaucoup d'autres médecins.

A quelques causes que puissent être attribuées les modifications que présente la coqueluche ; quelles que soient l'activité ou la lenteur de sa marche, la violence ou la faiblesse de ses symptômes, la promptitude ou le retard de sa guérison, son état de simplicité ou de complication, son issue heureuse ou funeste, cette affection offre toujours les caractères d'une maladie inflammatoire dont les différens degrés sont les principales causes des formes diverses qu'elle revêt.

Le docteur Dewees (1) se montre partisan de la saignée; elle amène presque toujours un soulagement marqué, dit ce médecin; il prescrit même de la répéter, suivant l'exigence du cas. Il déclare qu'à Philadelphie, où il exerce la médecine, la saignée générale est presque toujours indispensable.

Si dans la deuxième période de la coqueluche, dit Ozanam, il y a des menaces de transport au cerveau, il faut appliquer des sangsues derrière les oreilles ou aux tempes, surtout chez les enfans d'un tempérament sanguin. Cette dernière circonstance nous paraît inutile. Ne pourrait-on pas en conclure que chez les enfans non sanguins il ne faut point employer les sangsues ? D'ailleurs, pourquoi réserver ce moyen pour la deuxième période, et seulement lorsqu'une congestion sanguine menace l'encéphale ?

____

(1) Ouv. cité.

Badham, qui à dessein confond la coqueluche avec la bronchite, prescrit de saigner les malades lorsque les forces se montrent dans toute leur intégrité et que les symptômes inflammatoires sont évidens. Il tire de l'état du sang, de l'âge, de l'idiosyncrasie des malades, l'indication de répéter les émissions sanguines. Il préfère la saignée aux ventouses et aux sangsues, excepté chez les enfans où il est difficile d'obtenir une quantité convenable de sang en ouvrant la veine. Badham, dont les vues sont aussi profondes que justes, admet pourtant que la maladie est quelquefois asthénique. Néanmoins il recommande de commencer toujours le traitement par des évacuations sanguines. Cette recommandation, qui s'accorde mal avec sa théorie, ne prouve-t-elle pas que la division qu'il a établie est inexacte et peu fondée ? Il est facile de trouver la cause de cette contradiction.

Badham a regardé comme asthénique la bronchite qui dépend d'une légère irritation, ou celle qui se manifeste chez les individus dont l'idiosyncrasie est peu propre au développement de l'état inflammatoire. Mais la nature de la maladie change-t-elle par ces circonstances ? Est-elle différente de celle qui attaque un sujet dont l'irri-

tabilité nerveuse et l'énergie du système sanguin
exaltent tous les mouvemens organiques? Quoique dans ces deux cas on ne puisse pas employer
un traitement semblable, il devra néanmoins se
composer des mêmes élémens.

La doctrine que nous émettons ici règle sûrement la conduite du praticien. Elle lui apprend à précipiter ou à ralentir l'action du traitement. La route qu'elle lui trace est directe et
invariable. Les moyens qu'elle dépose en ses
mains ont plus ou moins d'activité; mais leurs
effets sont identiques. C'est elle qui lui dit sans
cesse : que le traitement soit lent, modéré, si
l'inflammation ne fait que des progrès insen-
sibles; mais qu'il soit prompt, énergique, s'il
faut de suite atteindre la phlegmasie et suivre
pas à pas sa marche rapide et désorganisatrice.

« La pneumonite, dit Marcus, ne devient ni
sthénique, ni asthénique par la constitution régnante; elle est toujours une inflammation du
poumon. Elle peut être une fois plus intense,
une fois plus faible; mais elle demeure toujours
inflammatoire : *il y a aussi peu un feu froid qu'une
inflammation froide.* Il en est de la coqueluche
et de la bronchite, continue l'auteur, comme de
la pneumonite : il n'y a qu'un traitement qui lui

convienne, comme il n'y en a qu'un qui convient
à la pneumonite. »

« On ne demande pas ici, dit encore Marcus,
si la saignée doit être employée ; mais la quantité
de sang qu'on doit tirer. Sans doute, ajoute cet
auteur, l'enfance ne permet pas autant les évacuations sanguines que l'âge adulte ; mais pourtant
on ne peut s'en passer, comme l'expérience l'a
démontré dans le croup. »

Ce n'est pas ici le lieu d'examiner avec Marcus
si dans l'inflammation de l'organe pulmonaire
*l'oxidation est supprimée, si la carbonisation du
sang augmente à toute heure* ; mais de répéter avec
lui : que les affections des poumons ont les suites
les plus fâcheuses, si on néglige les évacuations
sanguines ; et que l'*attitude menaçante* de la coqueluche, à une époque plus éloignée, est toujours due à cette négligence. Aussi Marcus in-
siste-t-il pour que l'on tire du sang dans le
premier stade, *dès que la souffrance locale*, comme
il le dit, *commence à devenir générale* et que les
mouvemens fébriles accompagnent l'affection *catarrhale*. Suivant cet auteur, dès que l'enfant a
passé trois ans, *on doit sans délai recourir à la
saignée* ; mais s'il n'a qu'un an, elle est rarement
nécessaire, et les sangsues sont presque toujours

suffisantes. Il prescrit de les appliquer sur la poitrine et en assez grand nombre pour que l'écoulement du sang soit proportionné à la force de
la phlegmasie.

Dans les notes que Bosquillon (1) a ajoutées
au Traité de Médecine pratique de Cullen, il
dit que l'on ne doit point redouter la saignée
lorsque la maladie commence avec violence,
quel que soit l'âge des malades; la saignée, selon
lui, ne peut être nuisible que quand la coqueluche a duré plusieurs semaines et qu'une faiblesse extrême se trouve réunie à la dyspnée. La
pyrexie, l'hémorrhagie, la contraction des membres, les douleurs de poitrine, la dureté du pouls,
le gonflement du visage, sont des symptômes
qui, suivant Bosquillon, indiquent des congestions considérables dans les vaisseaux sanguins,
et qui exigent toujours la saignée.

Lorsque la face est livide et bouffie durant les
accès de la toux, Underwood (2) conseille la
saignée; il la prescrit aussi aux malades pléthori-

______

(1) *Médecine-pratique* de Cullen.

(2) *Treatise on the diseases of children.* London, 1784.
(*Traité des Maladies des Enfans,* trad. de l'anglais.
Paris, 1786.)

ques, aux enfans âgés de plus de deux à trois ans, lorsque le sang sort de quelques vaisseaux, ou qu'il se manifeste de la chaleur dans les intervalles des paroxysmes ; mais il la rejette dans les cas contraires. Il pense qu'une évacuation sanguine prolongerait la maladie, en augmentant la disposition aux spasmes et en affaiblissant l'organisme.

Il est évident qu'Underwood ne dirigeait pas la saignée contre la coqueluche ; il usait de ce moyen pour combattre les complications graves, inflammatoires, qui peuvent accompagner cette maladie. L'idée qu'il avait adoptée d'entretenir l'estomac dans un état assez grand d'irritabilité, pour déterminer l'envie de vomir à chaque paroxysme de la toux, devait lui faire regarder la saignée comme un moyen propre à prolonger la maladie, surtout si, dans le cas où il l'avait employée, il s'obstinait à irriter l'estomac par l'usage inconsidéré de l'émétique. Il en eût été autrement, sans doute, s'il avait renoncé au traitement qu'il indique, et s'il n'eût pas toujours contrarié les bons effets que produisent les évacuations sanguines.

Le même raisonnement s'applique aux préceptes que donne Gardien relativement aux émissions sanguines. Il ne les ordonne que suivant les circonstances que nous avons déjà rappelées ;

c'est toujours conditionnellement qu'il veut qu'on les emploie ; et , comme Underwood , il craint que les saignées ne prolongent la maladie , parce que , suivant Gardien , la coqueluche est de *nature spasmodique.*

Il est vrai qu'une émission trop considérable de sang peut affaiblir les enfans et nuire à leur développement ; mais il y a loin de l'abus à l'usage raisonné d'un moyen thérapeutique. Proscrire généralement la saignée, par la seule raison qu'elle est nuisible dans certains cas , c'est méconnaître tous ceux où elle peut être utile ; c'est fonder l'exclusion d'un principe général sur une exception particulière.

On ne peut pas , selon Wendt (1) , arrêter le développement de la coqueluche. Dans le cas seulement où *la diathèse inflammatoire est formée,* si le pouls est plein , dur, s'il y a de la soif, si les urines sont rouges, la respiration gênée, il conseille l'application de six , huit , dix ou douze sangsues dans les espaces inter-costaux ; mais il craint qu'elles ne nuisent chez les sujets cachectiques ou maladifs.

Lorsque les enfans sont *déjà grands* , il fait

____

(1) Ouv. cité.

ouvrir la veine, si surtout la tête ou les poumons sont menacés de congestion; mais il croit que les sangsues suffisent pour les *petits enfans*.

C'est encore contre les accidens qui peuvent compliquer la coqueluche que Wendt conseille d'employer la saignée ou les évacuations sanguines locales.

Les mêmes idées dirigent Théodore Guibert dans l'emploi de ces moyens. Il ne croit pas qu'on puisse efficacement combattre la coqueluche par des émissions sanguines, puisqu'il ne conseille d'y avoir recours que dans le cas où la maladie est accompagnée de fièvre, que le sujet est sanguin et disposé aux inflammations, et que la constitution atmosphérique est la cause occasionelle de cette diathèse inflammatoire : il craint qu'on amène la faiblesse; c'est le langage des médecins qui veulent déprécier la saignée. Sans la rejeter complétement, puisqu'il la prescrit dans le cas où nous venons de l'indiquer, il commande la réserve surtout pour les saignées générales. Il propose l'application des sangsues ou des ventouses sur la poitrine.

Webster (1) veut qu'on suive l'indication de

____

(1) *London medical and physical Journal*, décembre 1822.

la nature, et ce en combattant la congestion cérébrale. Le meilleur moyen, dit ce médecin, est
d'appliquer des sangsues au front et derrière les
oreilles. Il pense qu'il vaut mieux agir sur ces
deux points en même temps que de se borner à
mettre des sangsues aux tempes ; il insiste surtout
sur la saignée du front. Il pense aussi qu'on pourrait ouvrir la veine jugulaire avec beaucoup d'a-
vantage ; mais il déclare qu'il n'a pratiqué cette
saignée dans aucun cas, parce qu'il a toujours
obtenu une évacuation assez abondante par les
saignées locales : il se propose néanmoins d'ouvrir la veine jugulaire lorsque sa pratique lui
fournira *un cas urgent.*

A l'exception de Sydenham, d'Huxham, de
Badham, de Marcus, de Webster, et de plusieurs
autres médecins, les praticiens dont nous avons
parlé n'ont jamais employé les saignées générales
ou locales contre la coqueluche simple. Si quelques-uns paraissent l'avoir fait, il a fallu, pour les
y déterminer, que les symptômes inflammatoires
eussent un tel degré de violence, qu'il n'était pas
permis de suivre une autre marche sans risquer
de voir les symptômes s'aggraver, et sans que les
jours du malade n'en fussent en péril.

Il reste donc aujourd'hui à tracer, sous le rapport des évacuations sanguines, un traitement qui soit approprié au siége et à la nature de la maladie.

Les auteurs qui me paraissent avoir le plus approché de la vérité à cet égard sont ceux qui ont dirigé les moyens de traitement, pris dans la classe des débilitans, contre l'inflammation des bronches. C'était déjà un pas de fait vers le perfectionnement que de pressentir l'inutilité de cet amas de médicamens qu'on a si ridiculement et si infructueusement prodigués contre une maladie peu connue et cependant si fréquente.

Dans le traitement de la coqueluche, on ne doit pas perdre de vue que les bronches et l'encéphale sont en même temps irrités ; c'est donc contre ces deux organes qu'on doit employer les moyens thérapeutiques : toute médication stimulante sur les voies gastriques serait nuisible, parce que l'apareil gastro-intestinal étant très-influent, s'il est irrité, pourrait réagir à la fois sur les bronches et sur l'encéphale, et augmenter l'irritation de ces organes. Cependant il est des circonstances graves et pressantes qui font oublier ce précepte : nous les ferons connaître par la suite. Le praticien doit aussi se hâter de faire cesser le plus promptement possible l'influence que le cerveau exerce sur l'organe pulmonaire. Nous avons démontré que c'est à cette influence que la toux de la coqueluche doit le caractère qu'on lui connaît. Pour que l'inflammation des bronches ne puisse alimenter l'irritation cérébrale, il faut que le médecin agisse à la fois sur ces deux foyers inflammatoires, et c'est pour remplir ces deux indications que nous conseillons d'appliquer des sangsues à la tête et à la poitrine dans les premiers temps de la coqueluche, de faire même précéder ces saignées locales d'une ou plusieurs saignées générales si les phénomènes d'irritation, si la saison, la marche de l'épidémie, l'idiosyncrasie et l'âge des malades en exigent et en permettent l'emploi. C'est en suivant ces préceptes que l'on empêchera la bronchite et la céphalite légère de passer à l'état aigu, ou de faire des progrès rapides; c'est ainsi qu'on sauvera les malades de ces toux rebelles, opiniâtres, de ces désorganisations des poumons, de ces accidens cérébraux mortels, dont la coqueluche est si souvent suivie.

« Lorsque la tête reste habituellement douloureuse, dit le docteur Boisseau (1), même dans l'intervalle des accès, et lorsque pendant leur du-

---

(1) *Dict. abrégé des Sc. méd.*, t. v, p. 107.

rée la face est très-rouge, les mouvemens convulsifs des membres et de la face bien marqués,
surtout si le sommeil de l'enfant est agité, ou
qu'au contraire il dorme d'un sommeil très-pro-
fond, lorsque la maladie des bronches le lui permet, il faut appliquer quelques sangsues aux
tempes, ou derrière les oreilles, afin de prévenir
les accidens cérébraux qui peuvent survenir dans
ce cas et annoncer une congestion mortelle vers
l'encéphale. »

Les mêmes motifs engagent le docteur
Dewees (1) à conseiller l'application des sangsues
aux tempes; il dit que dans quelques circonstances, où cette saignée locale avait été omise, il a
vu la coqueluche déterminer des épanchemens de
sang dans le cerveau. Le bienfait des épistaxis
ont dirigé ses vues vers cette médication.

Dans l'épidémie de coqueluche qui a régné
à Paris, en l'an 12 (mois de nivose, pluviose et
ventose), les médecins ayant observé que les légères hémorrhagies nasales, fréquemment répétées, étaient très-favorables à la guérison de la
coqueluche, ont été conduits à l'application des
sangsues, soit au cou, soit aux tempes, et ils ont

____

(1) Ouv. cité.

obtenu des succès, surtout lorsque l'ensemble des symptômes laissait apercevoir des indices de pléthore ou locale ou générale (1).

Albers conseille (2) d'appliquer les sangsues aux pieds chez les enfans très-jeunes, et d'entretenir l'écoulement du sang, en enveloppant ces parties de linges chauds, trempés dans de l'eau bouillante, et tordus. Il dit en avoir retiré de grands avantages chez trois enfans dans la seconde période de la coqueluche.

Si les poumons sont le siége d'une congestion sanguine, le docteur Dewees conseille de poser des sangsues entre les épaules ou d'y appliquer des ventouses scarifiées.

Il est des cas où la saignée faite à la tête, par le moyen des sangsues, peut suffire pour vaincre une coqueluche commençante, ou pour modérer les spasmes nerveux dont chaque accès de toux est accompagné. Nous avons suivi cette indication avec succès dans des occasions où les saignées capillaires faites sur la région pectorale n'avaient produit aucune amélioration sensible.

Je ne nie pas qu'on ne puisse guérir des co-

(1) *Journal général de Méd.*, t. xix, p. 409.
(2) *V.* Badham, ouv. cité.

queluches sans employer les déplétions sanguines. Je sais que dans bien des cas on a, sans inconvénient, omis la saignee, ou l'application des sangsues, et moi-même j'ai quelquefois négligé de saigner les malades, soit parce que l'affection me paraissait être très-légère, soit parce que j'avais mis toute ma confiance dans la diète, les boissons adoucissantes, les pédiluves et le changement d'air; mais je suis convaincu que les saignées locales ne peuvent jamais nuire et que souvent les médecins ont eu à se reprocher de ne les avoir pas mises en usage. Comme la maladie la plus légère peut devenir très-grave, lorsque ses caractères sont inflammatoires, et que l'on doit toujours profiter du début d'une affection pour chercher à la vaincre, je me garderai bien d'établir ici aucune règle exceptionnelle relativement à l'emploi des sangsues dans le traitement de la coqueluche.

QUATORZIÈME OBSERVATION.

La fille de madame D., âgée de quatre ans, fut atteinte de la coqueluche en février 1821. Le médecin qui fut consulté fit appliquer quinze sangsues sur la poitrine : la toux n'ayant point cédé, il en fit mettre six à la partie inférieure du cou ; mais cette seconde saignée ne fut pas plus efficace que la première. La mère quitta la campagne et revint à Paris. Je fus appelé. La toux était moins vive, mais elle était accompagnée de spasmes fort longs qui reparaissaient pendant les fréquens accès. La malade avait de la céphalalgie, et quelques gouttes de sang sortaient des narines après les plus violentes quintes. Elle n'avait point de fièvre. Je conseillai l'application de deux sangsues à chaque tempe ; la coqueluche disparut après cette saignée : elle durait depuis douze jours.

Il est probable que cette maladie n'eût pas résisté à la première saignée si on eût en même temps appliqué quelques sangsues à la tête. Les observations suivantes confirment la justesse de cette assertion.

QUINZIÈME OBSERVATION.

Un enfant âgé de trois ans, frère de l'enfant dont nous venons de parler, présenta le 27 février les symptômes suivans : lassitude ; légère fièvre ; rougeur de la face, des conjonctives ; toux sèche, vive, fréquente (diète, boissons pectorales chaudes). Les symptômes diminuent d'intensité. Le 8 mars, quinte bien prononcée de coqueluche ; (diète, pédiluves, boissons pectorales). Le 9, les quintes sont plus fréquentes et plus longues ; (pédiluves synapisés , cataplasmes chauds aux pieds). Le 12, céphalalgie, accroissement du spasme pendant les accès qui sont plus fréquens et plus longs ; (deux sangsues appliquées à chaque tempe , diète , pédiluves simples répétés trois fois pendant le jour). Le 13, diminution du spasme, toux très-violente ; (quatre sangsues à la partie supérieure du sternum , et une sangsue derrière chaque oreille, pédiluves, boissons pectorales , diète absolue). Le 14, la toux a considérablement diminué, elle ne présente plus que légèrement le caractère de la toux de la coqueluche ; trois jours après, les symptômes de la maladie ont disparu.

SEIZIÈME OBSERVATION.

A la même époque, un enfant, garçon âgé de 6 ans, cousin des enfans précédens, fut atteint de la coqueluche. Les symptômes précurseurs me firent croire à l'existence d'une légère bronchite et je me bornai à prescrire la diète lactée, les boissons adoucissantes et des pédiluves. Ces moyens diminuèrent un peu l'intensité des phénomènes ; mais, au dixième jour de leur apparition, la toux augmenta considérablement et elle prit bientôt le caractère de la toux convulsive ; elle devint tellement violente, que je fus obligé de faire appliquer en même temps dix sangsues sur le sternum et trois sangsues derrière chaque oreille. Cette saignée qui fut copieuse, fit disparaître les symptômes fâcheux de la maladie ; la toux diminua peu à peu, et au bout de quatre jours la coqueluche avait entièrement cessé.

DIX-SEPTIÈME OBSERVATION.

Madame P., âgée de trente ans, femme de petite taille, grasse, d'une idiosyncrasie sanguine, me présenta le 17 février 1825 les symptômes suivans : céphalalgie, rougeur à la face, rougeur des conjonctives, toux ; légère douleur à la gorge, gêne de la respiration avec un sentiment de pesanteur à la poitrine ; pouls un peu fréquent, sans dureté ni plénitude ; peau chaude, mais moite ; langue blanchâtre, un peu rouge à la pointe, mais non contractée ; peu de soif ; urines rouges et rares, constipation (quinze sangsues à la partie antérieure de la poitrine, lavement émollient, pédiluves, boissons pectorales, diète). Dix sangsues seulement font leur piqûre, peu de sang coule. Le 18, les symptômes ont augmenté d'intensité, la toux est vive, fréquente la respiration est difficile; (vingt-cinq sangsues à la partie supérieure du sternum; cataplasme émollient.) Les symptômes calmés par la saignée du matin reviennent le soir avec intensité, cependant la céphalalgie a diminué.

Le 19, la toux est fréquente, importune (quinze sangsues à l'épigastre).

Le 20, la toux persiste, la céphalalgie est plus violente (pédiluves, cataplasme, demi-lavement émollient, boissons et potion pectorales, diète absolue).

Le 21, La céphalalgie s'est accrue; la toux se manifeste par quintes qui fatiguent beaucoup la malade (mêmes moyens).

Le 22, en entendant tousser Mme. P., je ne doute plus de l'identité de sa maladie avec la coqueluche (six sangsues derrière chaque oreille; mêmes moyens).

Le 23, la toux n'est plus aussi violente, les accès sont moins rapprochés et le spasme est moins intense; la céphalalgie existe encore, mais elle a perdu de sa violence (pédiluves, cataplasmes chauds aux pieds, mêmes boissons, diète absolue).

Le 24, la toux amène des crachats muqueux ; mais ils sont difficiles, et leur excrétion, assez abondante, est accompagnée d'un spasme assez violent (trois sangsues à chaque tempe, pédiluves synapisés).

Le 25, la toux est facile et n'est plus accompagnée de spasme.

Les 25, 26 27, et 28 les symptômes diminuent graduellement.

Le 3 mars, convalescence.

Je pensai, dès les premiers jours, que l'ouverture de la veine était indiquée ; mais la malade ne voulut pas se laisser saigner du bras.

On a pu remarquer dans cette observation et dans les précédentes combien la céphalalgie influe sur la production du spasme qui accompagne la toux et combien l'application des sangsues à la tête a été efficace. Toutes les fois que l'irritation encéphalique s'est montrée, la toux, sans accroître d'intensité, prenait le caractère de la toux convulsive. Les saignées locales, en diminuant cette irritation, calmaient le spasme.

Je pourrais rapporter un plus grand nombre d'observations, mais elles n'offriraient que le même résultat et grossiraient inutilement cet ouvrage.

L'état de débilité dans lequel se trouvent les malades ne contr'indique pas l'emploi des sangsues, comme on pourrait le croire si on s'en laissait imposer par la faiblesse des malades.

DIX-HUITIÈME OBSERVATION.

M. M., âgé de quinze ans, convalescent d'une gastro-entérite aiguë, fut atteint de la coqueluche au mois de mai 1821. Les accès étaient d'une telle violence, qu'on redoutait à chaque instant de le voir périr. Je fus appelé. La maladie qui durait depuis dix-huit jours, était au plus haut période d'intensité ; la tête était très-douloureuse. Je proposai l'application des sangsues derrière les oreilles, la diète absolue (le malade se livrait sans mesure à son appétit) ; les parens rejettèrent l'application des sangsues, parce que, disaient-ils, le malade était trop faible. Celui-ci était rebelle à la diète, et, parce qu'il vomissait à la fin de chaque accès, il s'imaginait que même l'excès des alimens ne pouvait pas lui être contraire. Je persistai dans la médication prescrite, et ne pouvant vaincre par mes raisons l'imprudente opiniâtreté des parens et du malade, je me retirai.

Quelques jours après, on vint me chercher. La maladie avait tellement fait des progrès, que je ne me rappelle pas en avoir jamais observé de si violens. La céphalalgie était extrême ; (trois sangsues derrière chaque oreille, diète absolue, boissons pectorales gommées , julep gommeux, bains de pieds avec eau et vinaigre , partie égale, et très-chauds). Les vomissemens cessent et les accès ont moins d'énergie.

Le lendemain, quelques gouttes de sang sortent des narrines (quatre sangsues à l'entrée des fosses nasales , pédiluves acétiques , diète absolue; mêmes boissons) , diminution sensible des accès.

On continue les pédiluves pendant huit jours. Le malade prend le lait pour toute nourriture. On lui donne ensuite de légers potages. Les symptômes vont décroissans ; le spasme disparaît ; la toux reste fréquente , mais elle n'est plus convulsive (application d'un vésicatoire au bras). L'usage continué du lait, l'air de la campagne ont fait peu à peu disparaître cette toux, et deux mois après M. M. avait repris de l'embonpoint et il était entièrement rétabli.

Si j'avais cédé aux préjugés des parens et à la résistance que m'opposait le malade , si j'avais suivi le précepte des médecins qui défendent d'ôter du sang aux individus affaiblis, et si j'avais attribué le spasme de la toux au trouble et à la débilité des nerfs, M. M. en eut été certainement la victime. Je ne l'aurais pas saigné, je n'aurais pas ordonné l'abstinence absolue des alimens, j'aurais prodigué les anti-spasmodiques, les narcotiques, et, prenant le change sur le vrai caractère de l'asthénie, j'aurais accablé le malade de remèdes regardés à tort comme fortifians.

Le régime a sans doute puissamment contribué à la guérison de M. M.; l'air de la campagne et la nourriture douce et humectante dont il a fait usage, ont amené sont prompt rétablissement.

DIÈTE, RÉGIME ADOUCISSANT.

Peu de médecins ont été convaincus de la nécessité de prescrire la diète aux enfans atteints de la coqueluche. Il est dangereux, disait-on, de priver de nourriture des êtres qui croissent, se développent, et ont besoin d'une alimentation soutenue pour réparer les pertes continuelles qu'ils éprouvent; d'ailleurs, la coqueluche est rarement accompagnée de fièvre, elle ne présente pas de symptômes inflammatoires très - prononcés, et les vomissemens qui viennent à la suite des accès débarrassent l'estomac des alimens pris par les malades. Il faut avouer qu'un grand nombre d'erreurs, admises encore aujourd'hui, n'ont point en leur faveur des raisons aussi solides, en apparence, que celles que nous venons de répéter.

Nous ne conseillons pas de mettre les enfans à une diète sévère, si les symptômes de la coqueluche n'ont aucune gravité; mais nous croyons que l'usage du lait, quelques légers potages, des boissons nourrissantes doivent suffire. Les faits prouvent qu'une alimentation copieuse augmente le nombre et l'intensité des accès, et que les vomissemens sont rares quand on nourrit légèrement les enfans.

Depuis que les médecins ont mieux étudié qu'ils ne l'avaient fait les influences de la stimulation des voies digestives, ils ont senti combien il importait, dans toute maladie, de préserver l'estomac d'une excitation trop vive, occasionée par les alimens.

Long-temps on a cru que les enfans ne pouvaient supporter quelques jours de diète absolue, et on ne la leur imposait que lorsque de violens symptômes inflammatoires la commandaient im-

périeusement : c'est une erreur grave dont les
conséquences ne peuvent être que funestes.

Un de mes enfans fut atteint du carreau. La
fréquence de la diarrhée, la fièvre et la chaleur
qui le consumaient l'avaient réduit au marasme.
Malgré cela, pendant un mois, il ne prit aucune
nourriture ; il buvait de l'eau de gomme. Je fis
ajouter ensuite un peu de lait à cette boisson, et
j'augmentai graduellement la dose du lait jusqu'à
ce qu'il pût supporter le lait pur. Aujourd'hui
sa santé est parfaite. Plusieurs médecins qui l'ont
vu malade avaient désespéré de sa guérison. J'aurai
lieu de rapporter, dans un autre ouvrage, les détails curieux de cette observation qui, sous beaucoup de rapports, présente le plus grand intérêt.

« Il faut éviter avec soin tous les alimens et
les boissons très - nourrissantes, dit Marcus,
parce que les malades conservent l'appétit jusqu'à l'entière formation de la coqueluche, et
même souvent il est augmenté pendant tout son
cours. »

L'expérience, le raisonnement, l'observation,
prouvent donc que la diète lactée et le régime
adoucissant et tenu sont très-efficaces. L'emploi
de ces moyens mérite toute l'attention des praticiens. Nous en avons retiré beaucoup d'avantages

dans le traitement de la coqueluche, même chez les enfans très-jeunes.

La diète sévère est conseillée par le docteur Dewees pendant le cours de la période qu'il appelle catarrhale. Il veut que les enfans à la mamelle ne prennent que le lait de leur mère, et que ceux qui sont sevrés soient nourris avec du lait seulement; il préfère même le petit lait, et il proscrit d'une manière non équivoque toute alimentation animale. Comment se fait-il que ce médecin, qui montre tant de confiance dans le régime, qui le prescrit avec tant de réserve et de sagesse, ait cru nécessaire de donner l'émétique, d'entretenir les nausées par de petites doses d'ipécacuanha, de purger souvent avec le calomélas, et de s'abandonner à l'action incertaine et souvent nuisible des narcotiques, des anti-spasmodiques et même des toniques? Il préconise la saignée et la diète, et il administre des médicamens stimulans : n'est-ce pas détruire d'une main ce que l'on a fait de l'autre? Par quelle étrange association d'idées peut-on faire concourir au même résultat des moyens si opposés, si contradictoires? A quels moyens le docteur Dewees croit-il être redevable des succès qu'il dit avoir obtenus? Est-ce aux saignées et à la diète, ou aux médicamens stimulans? S'il trouve

les premiers moyens efficaces, comment prou-
vera-t-il le bon effet des seconds? Dira-t-il que
les saignées et la diète ne lui ayant pas réussi, il
a dû recourir aux narcotiques, aux anti-spasmodiques et aux toniques? Mais on pourra lui reprocher de n'avoir pas assez insisté sur l'emploi
des anti-phlogistiques, de n'avoir pas fait les saignées dans le temps opportun, ou dans des lieux
convenables, et d'avoir trop compté sur l'émétique, l'ipécacuanha, le calomel. Ce reproche,
nous pouvons le faire sans encourir le blâme;
analysez les écrits de tous les auteurs qui se sont
montrés partisans des médicamens évacuans, stimulans, ou narcotiques, et vous verrez bientôt que
s'ils ont obtenu des succès, ils les doivent à la
saignée, à la diète, aux boissons adoucissantes et
aux pédiluves souvent répétés. C'est en vain qu'on
cherche dans les observations qu'ils ont publiées
des faits qui constatent l'efficacité des médicamens stimulans, narcotiques ou autres, jamais
ces médicamens n'ont été administrés *seuls*; presque toujours la diète la plus rigoureuse, l'abus
des saignées même ont précédé l'emploi de ces
moyens, ou bien on a attribué aux stimulans et
aux narcotiques des guérisons qu'on aurait dû,
avec plus de raison sans doute, rapporter au

temps, au changement d'air, à une température plus douce, plus sèche, ou a des maladies qui ont été occasionées par des médications aussi intempestives qu'inconsidérées.

ADOUCISSANS, PECTORAUX.

Nous appelons aussi l'attention des médecins sur l'usage des adoucissans et des pectoraux.

Tous les bons praticiens, et en particulier Mesué, Mercatus, Jacutus Lusitanus, Fred. Hoffmann, en ont reconnu l'utilité; mais plusieurs médecins se bornaient à les prescrire pendant les premiers jours; lorsque des symptômes d'une vive irritation existaient; d'autres avaient pensé que ces moyens n'agissaient qu'en délayant les humeurs, la bile, en atténuant le mucus, et ils les faisaient bientôt suivre des émétiques, des cathartiques, ou des stimulans qu'ils appelaient toniques, anti-nerveux ou expectorans. Fatigués d'avoir produit sans succès des stimulations nombreuses, ils se voyaient forcés de recourir aux adoucissans pour calmer les irritations qu'ils avaient fait naître. Ce n'est point dans la pratique de tels hommes qu'il faut chercher à connaître l'avantage des adoucissans, c'est dans la pratique éclairée de Sydenham, de Rosen, de

Forbes, de Home, que l'on trouve des lumières sur ce sujet. Ces célèbres praticiens insistaient fortement sur l'emploi de ces moyens pendant le cours de la coqueluche. Rosen voulait qu'on nourrît les malades avec le lait de jument ; Home vantait l'usage des pectoraux, qu'il décorait du titre de dissolvans.

Néanmoins, quelles que soient la forme et la composition des adoucissans, ils ne doivent être employés que comme des moyens auxiliaires dans le traitement de la coqueluche. La décoction pectorale d'Augsbourg, recommandée par Wald-schmidt (1), les bouillons de navets, de poireaux, de pommes, si utiles, suivant Strand-berg (2), la décoction de choux bruns, préconisée par Ebeling (3), la décoction de limaçons de jardin dont les médecins d'Amsterdam faisaient usage, sont des adoucissans qui peuvent entrer comme élément d'une bonne méthode thérapeutique. La mixture huileuse, composée

______

(1) *Praxis medica.*

(2) *Abhandlung der konigl. schwed. Academie der Wissenschaften of das Jahr*, 1749. (Discours de l'Académie royale des Sciences de Suède, pour l'année 1749, 11e vol.

(3) *Diss. de Tussi infantum convulsiva.* Gotting, 1768.

d'huile d'amandes douces , de jaune d'œuf , de mucilage de gomme arabique , d'eau et d'un sirop pectoral, est, suivant Marcus, *très-bienfaisante* dans toutes les affections catarrhales et surtout dans la coqueluche. Uni au sucre blanc, le suc de navets , dit Th. Guibert, calme très-bien les quintes de toux convulsive.

FUMIGATIONS , CATAPLASMES , FOMENTATIONS ÉMOLLIENTES.

Si les boissons adoucissantes n'agissent pas immédiatement sur la membrane muqueuse des bronches , il n'en est pas de même du moyen que propose Stoll. Ce medecin recommande aux malades atteints de phlegmasie de la poitrine de respirer un air chargé de vapeurs émollientes. Il appelle cette médication bain des poumons. M. Alibert l'a employée avec le plus grand succès , et M. le docteur Montazeau (1) a imaginé un appareil qu'il appelle vaporisateur médical et qu'il destine au même objet.

---

(1) *Considérations sommaires sur les nouveaux moyens de traiter les affections catarrhales et la phthisie pulmonaire* , par le docteur Montazeau , suivies d'un rapport de l'*Athenée des Arts*, broch. Paris , 1825.

L'intromission de vapeurs dans les poumons peut être faite de différentes manières, soit en faisant respirer ces vapeurs avec l'appareil ordinaire, ou celui de M. Montazeau, ce qui est difficile pour les enfans; soit en en remplissant leur chambre. Ce dernier procédé, facile à employer, a une action continuelle. Il produit les plus heureux effets sans causer aucune gêne aux malades.

Les cataplasmes émolliens, appliqués chauds sur la poitrine, sont aussi bien indiqués dans le traitement de la coqueluche; mais il faut, pour les enfans, se servir du bandage que j'ai décrit dans mon Traité du Croup (1); en ne le faisant pas, on risque de voir à chaque instant le cataplasme se déranger; les parties extérieures, laissées à nu et frappées subitement par le contact de l'air, peuvent porter une influence fâcheuse sur les poumons et augmenter l'irritation de la membrane muqueuse de ces organes.

Lorsque la difficulté de respirer est grande, la chaleur de la peau vive et sèche, on doit préférer

____

(1) *Traité théorique et pratique du Croup*, d'après les principes de la doctrine physiologique, 2e édition, 1 vol. in-8. Paris 1824.

aux cataplasmes les fomentations faites avec des flanelles plusieurs fois repliées sur elles-mêmes, trempées dans une décoction bouillante de guimauve, tordues fortement et appliquées chaudes sur le thorax : elles doivent être seulement apposées et non retenues par un bandage de corps.

LICHEN D'ISLANDE.

Puisque nous nous occupons des adoucissans et des moyens qui calment l'irritation, le moment est venu de parler du lichen d'Islande que Th. Willis regardait comme un remède très-efficace contre la coqueluche.

Dans un ouvrage estimé sur le lichen d'Islande, M. Le docteur Régnault (1), qui le conseille comme médicament et comme aliment dans la phthisie pulmonaire, dit que cette substance est très-utile dans les toux rebelles. Sibbald et Gilibert (2) l'ont employée avec un grand succès.

Après avoir fait des saignées, administré des

----

(1) *Observations sur la Phthisie pulmonaire*, ou *Essai sur la Mousse d'Islande* ; par J.-B. Regnault, D.-M. Londres, 1802.

(2) *V.* Regnault, ouv. cité.

vomitifs et de légers purgatifs, Sauvages donnait le lichen coupé avec le lait. Il y ajoutait de l'acétate de plomb.

La dissolution des fluides, le relâchement des solides et le caractère nerveux de la maladie, engageaient Forbes à donner le lichen aux malades affectés de coqueluche. Forbes avait sans doute en vue de calmer l'irritation ; mais il confondait la dissolution des humeurs avec la faiblesse qui résulte ordinairement de toute maladie longue. Ce médecin considérait en outre comme nerveux des symptômes qui, loin de provenir de l'espèce particulière de la maladie, avaient leur source dans l'idiosyncrasie des malades.

Une semblable erreur était sans doute partagée par Van Woensel (1), qui abandonna les anti-spasmodiques, qu'il avait employés sans succès, pour recourir au lichen dont il exalte les vertus.

Les préparations de lichen d'Islande, moyen auxiliaire dans le traitement de la coqueluche,

____

(1) *Observations sur la nature du* Muscus pixoïdes *dans le traitement de la coqueluche. V. Mémoires de la Société royale de Médecine ;* in-4°. Paris, 1780, t. II, p. 294.

sont au contraire très-favorables pour vaincre la toux opiniâtre qui vient à la suite de cette affection.

MAGNÉSIE DÉCARBONATÉE.

Les bons effets que Théodore Guibert prétend avoir obtenu de la magnésie calcinée ne nous paraissent pas bien démontrés. M. Guibert donne cette poudre à la dose de sept à huit grains par jour, et il dit qu'*il est nécessaire de continuer ce remède pendant un temps suffisant.* Il veut dire sans doute pendant tout le temps que dure la coqueluche. L'usage de ce médicament ne nous paraît avoir d'autre inconvénient que son inutilité.

ÉVACUANS.

Jusqu'à présent nous n'avons parlé que de moyens dont l'emploi, sagement dirigé, peut être d'un grand secours. Il en sera différemment de la plupart des médicamens dont nous allons examiner l'action.

Parmi ceux-ci les évacuans s'offrent naturellement à l'esprit. La vogue dont ils ont joui dans presque tous les temps, et qu'ils conservent encore aujourd'hui, malgré leurs mauvais effets, nous engage à étudier d'abord leur manière d'agir dans la coqueluche.

L'apparente utilité des évacuans a induit en erreur presque tous les praticiens. Comme l'opinion d'un grand nombre leur est encore favorable, et que nous sommes convaincus qu'ils sont inutiles quand ils ne sont pas nuisibles, ce qui arrive très-souvent, nous consacrerons à l'examen de ces moyens un assez long article.

La quantité de glaires sécrétées dans un court espace de temps, la facilité avec laquelle elles se reproduisent, la chute de l'accès par une évacuation copieuse de mucosités filantes, épaisses, étaient autant de circonstances qui semblaient autoriser les médecins à employer les substances dont la principale propriété est de provoquer le vomissement. D'ailleurs on croyait anciennement, et on croit encore assez généralement aujourd'hui, que la constitution des enfans est essentiellement muqueuse. On avait d'ailleurs remarqué que les membranes internes des poumons et des voies gastriques sont plus disposées dans l'enfance que dans l'âge adulte à sécréter une grande quantité de mucus, et on avait observé qu'il n'y a aucune époque de la vie où l'on puisse aussi impunément que dans l'enfance abuser des médicamens évacuans.

On voyait dans l'abondante sécrétion des glaires une indication certaine de les évacuer; ou bien, regardant la coqueluche comme une maladie des voies gastriques, on cherchait, par les évacuans, à débarrasser ces organes des liquides qui les surchargeaient. Il fallait, comme le disaient les humoristes, *nettoyer les premières voies*, pour que les remèdes puissans eussent une action vive et déterminée.

Pour ne pas être accusés d'humorisme, quelques modernes, qui ont encore une confiance trop aveugle dans les évacuans, s'empressent de déclarer qu'ils ne donnent ces remèdes que pour chasser les glaires surabondantes; que leur dessein est de produire une révulsion sur le canal alimentaire et de rendre plus actives les fonctions de la peau.

Mais, si nous en exceptons quelques médecins qui, dans ces derniers temps, on regardé la coqueluche comme une espèce particulière de bronchite, nous ne voyons nulle part que les partisans des évacuans aient songé à faire cesser la sécrétion morbide des glaires, si ce n'est qu'en opposant irritation à irritation. Il ne suffisait pas d'évacuer les glaires, il fallait en tarir la source. Les vomitifs n'ont pas cette propriété, puisqu'ils sont stimulans, et la quantité des glaires, leur facile reproduction dans les voies aériennes, ne sont que des effets contre lesquels on agit vainement lorsqu'on n'en détruit pas la cause.

J'ai démontré ailleurs qu'il est absurde de considérer les enfans comme des êtres faibles, *façonnés* en quelque sorte de mucus. Il est inutile que je prouve ici combien est peu digne du véritable médecin, et surtout du physiologiste, cette médecine du symptôme qui consiste à opposer à chaque phénomène une médication particulière, comme si les maladies se composaient essentiellement de symptômes toujours semblables.

Il fut un temps où les médecins ne voyaient dans toutes les maladies que l'indication d'évacuer les premières voies. C'est surtout dans le traitement de la coqueluche que ce précepte était suivi. Mais on voit de jour en jour diminuer le nombre des partisans de la méthode évacuante. Ceux mêmes qui y restent encore attachés seront forcés de convenir qu'elle a de graves inconvéniens. L'employer aujourd'hui contre la toux convulsive, ne serait-ce pas méconnaître le siége et la nature de la maladie, compter pour rien l'expérience des meilleurs praticiens, s'élever contre l'évidence des faits et suivre opiniâtrement une aveugle routine ?

On doit donc, en général, proscrire la méthode évacuante du traitement de la coqueluche.

Beaucoup de médecins ont recommandé les vomitifs et les éméto-cathartiques : les purgatifs n'ont eu que peu de prôneurs. Cette espèce d'abandon est le fruit de l'observation et de l'expérience ; si nous voulions l'expliquer, nous dirions que, l'irritation gastro-intestinale étant une complication fréquente de la toux convulsive, les purgatifs augmentaient cette irritation, amenaient beaucoup d'accidens fâcheux : de là le peu de confiance qu'on leur a accordée. Aussi voit-on les praticiens que l'expérience n'avait pas encore éclairés délaisser ensuite les purgatifs pour revenir aux adoucissans et aux saignées.

VOMITIFS.

Il en a été de même des vomitifs ; mais cependant ils ont généralement été recommandés, et même ils ont paru des remèdes infaillibles à un

grand nombre de médecins. Forbes et Mellin (1)
leur accordent toute confiance ; Weber les a pré-
conisés ; Home et Armstrong disent qu'il faut les
répéter souvent.

Stoll ne les conseillait que lorsque la coqueluche se manifestait en été et en automne ; il les
rejetait dans les saisons de l'hiver et du printemps. Huxham, Astruck, Sauvages, Hayes,
Rhuling (2), Plenciz (3), Ranoë (4), n'ont point
eu cette opinion, ils les prescrivaient dans toutes
les saisons de l'année ; Hufeland partage cette
manière de voir. Quelques médecins, et particulièrement Huxham et Astruck les faisaient
précéder des délayans et des saignées.

On a pu voir, d'après ce que nous avons dit
plus haut, que Stoll faisait saigner les malades,
dans les saisons où il n'employait pas les vomitifs,
et réciproquement.

On dira peut-être que cette pratique, qui paraît
bizarre, était cependant fondée sur une obser-

---

(1) Ouv. cité. *V.* Ludwig.

(2) Voy. Marcus, ouv. cité.

(3) Ibid.

(4) *Acta regiæ Societatis med. Hauniensis*, v. 1.
Hauniæ, 1783.

vation exacte, et qu'il est possible que dans le pays où Stoll fesait la médecine elle ait réussi à ce célèbre praticien. Oui sans doute ; mais nous pensons que les saignées auraient avec avantage remplacé les vomitifs dans toutes les saisons de l'année, et que si les climats obligent le médecin à modifier le traitement d'une maladie, ils ne sont pas une raison suffisante pour le changer entièrement.

Marcus ne conseille l'usage des émétiques que dans deux circonstances ; 1°. lorsque le gastricisme existe. Il entend sans doute par ce mot l'embarras gastrique, et l'on sait qu'alors l'estomac est irrité. 2°. Lorsque la suffocation a lieu et que les forces de la nature paraissent trop affaiblies pour expulser la matière visqueuse, amassée dans les cellules aériennes. Dans ce cas, il peut, en effet, être utile de provoquer des vomissemens ; mais on doit seulement le faire, 1°. lorsqu'une congestion cérébrale légère donne lieu à des accès peu convulsifs ; 2°. que leur retour fréquent peut être attribué à une accumulation si considérable de glaires, que les enfans sont menacés d'en être suffoqués ; 3°. lorsqu'enfin les enfans sont très-disposés à la sécrétion muqueuse. Mais alors qu'est-il besoin de recourir au tartre stibié, à l'ipécacuanha, ou à d'autres substances irritantes? Les barbes d'une plume, le doigt enfoncé dans la gorge produisent le même effet. Par cette méthode, les contractions de l'estomac sont sympathiques, et aucune substance stimulante n'est introduite dans cet organe.

Strandberg avait déjà recommandé d'exciter le vomissement, en enfonçant le doigt dans la bouche, lorsqu'il y a menace de suffocation.

<h3 style="text-align:center">DIX-NEUVIÈME OBSERVATION.</h3>

Le fils de M. D., âgé de trois mois, fut atteint de la coqueluche; elle durait depuis quinze jours lorsque je fus appelé, le 24 septembre 1819; les accès étaient violens et rapprochés; le spasme avait une assez grande intensité. Plusieurs fois le malade avait failli étouffer, tant était grande l'abondance de glaires épaisses et filantes. Cet enfant était très-gras, habituellement pâle; il avait tous les caractères d'un enfant disposé à la sécrétion muqueuse. Je crus convenable de lui faire administrer le sirop d'ipécacuanha; il vomit beaucoup de glaires. Après cette évacuation les accès, sans être moins fréquens, avaient moins d'énergie; ils offraient moins de dangers. Pendant les intervalles des accès, on entendait un gargouillement dans la gorge; il obligeait l'enfant à tousser. Je fus forcé de répéter plusieurs fois l'administration de l'émétique; mais il se manifesta bientôt de la chaleur à la peau, de la soif, une constipation, et je prescrivis à la nourrice de faire vomir l'enfant en lui mettant le doigt dans la bouche toutes les fois que des glaires s'amasseraient en grande quantité dans la gorge. L'introduction du doigt fatiguait beaucoup moins le malade que les vomissemens produits par l'ipécacuanha.

La coqueluche suivit son cours. Elle ne me parut pas être modifiée par les évacuations. Je ne crus pas nécessaire d'appliquer des sangsues à cet enfant. J'aimai mieux le surveiller que de le médicamenter peut-être mal à propos. Il guérit parfaitement après deux mois de toux convulsive.

Si les émétiques devaient être favorables, c'était sans doute chez le sujet de l'observation que nous venons de rapporter. Cependant les vomissemens n'ont pas rallenti la marche de la coqueluche, mais ils ont servi à éloigner le danger de la suffocation qui menaçait l'enfant à chaque accès. Le sujet était peu irritable, il était disposé à la sécrétion muqueuse, et néanmoins l'ipécacuanha produisit une irritation de l'estomac. Si dans un cas semblable ce médicament a pu agir ainsi, qu'on juge de l'effet qu'il doit produire lorsqu'on le donne à un enfant sanguin et très-irritable.

Je me suis convaincu, par d'autres observations, que l'emploi répété de l'émétique, non-seulement n'abrège pas la durée de la coqueluche, mais que bien souvent, au contraire, il prolonge la maladie, développe des phénomènes inflammatoires, augmente la congestion cérébrale et accroît le spasme des accès.

IPÉCACUANHA, TARTRE STIBIÉ.

Odier donnait, de deux jours l'un et trois fois de suite, un léger vomitif composé avec la poudre de racines d'ipécacuanha. M. Laennec va plus loin, il prescrit de donner le tartre stibié, tous les jours ou tous les deux jours, pendant une ou deux semaines, parce que, suivant lui, les enfans supportent le vomissement beaucoup mieux que les adultes. Cette raison, à la faveur de laquelle on a abusé des émétiques, a toujours été invoquée par les médecins qui ont prodigué les stimulans aux sujets d'un âge tendre. Les stimulations sont très-pernicieuses à cette époque de la vie. Tout modificateur devient une cause d'excitation , la susceptibilité vitale s'exalte, des réactions incessamment renouvelées ont lieu , des prédominances organiques se manifestent et l'économie fatiguée succombe sous le poids des stimulations.

La poudre d'écailles d'huîtres entrait dans la composition de l'émétique conseillé par Fothergil (1) ; mais avec quel soin et quelle réserve ce célèbre praticien administrait ce remède ! Dans la première dose de la poudre qu'il donnait au malade il n'entrait qu'un seizième de grain de tartre stibié ; il augmentait cette dose jusqu'à ce qu'elle excitât le vomissement : il faisait prendre la même quantité de cette poudre vomitive tous les jours à la même heure , avant midi, entre le déjeuner et le dîner. Il craignait que ce médicament, pris à jeun, n'irritât trop l'estomac et que le soir il privât l'enfant de nourriture. Il employait ce moyen dans tous les temps de la maladie. Il faisait prendre en même temps du lait d'ânesse, nourrissait les malades avec du bouillon, et recommandait surtout d'être très-réservé sur l'usage des alimens. Nous laissons au lecteur à

(1) *London medical Observ.*, vol. III.

juger si le régime que suivaient les malades, si les boissons adoucissantes et lactées n'avaient pas la plus grande part dans les succès que Fothergil attribuait à l'émétique.

Sagar (1) donnait la préférence à l'infusion d'ipécacuanha, et Wichmann administrait cette plante, unie à la magnésie.

Jahn conseillait le vomitif, mais il ne le donnait que comme stimulant.

Dans la première période de la coqueluche, Ozanam n'administre que de légers émétiques ; il les rend plus actifs dans la seconde période.

L'emploi du tartre stibié est, suivant le docteur Ellisen, d'une grande utilité. Ce médecin donne par cuillerée à café, toutes les deux heures, une potion composée de deux grains et demi de tartre stibié dissous dans une demi–once d'eau distillée, édulcorée avec une demi-once de sirop de violettes. Il prescrit cette potion, même aux enfans à la mamelle, et il prétend avoir toujours vu la toux se dissiper très-promptement. Le docteur Ellisen a sans doute exagéré les effets de cette potion stibiée, et nous croyons que les médecins seraient trompés dans leur attente s'ils lui accordaient une entière confiance.

____

(1) *Systema morbor. symptom.*

Cullen, dans l'intention d'interrompre le retour des affections spasmodiques, d'exciter la
peau et de détruire les congestions qui se font
vers le poumon, veut qu'on répète les vomitifs.
Il les regarde comme les plus utiles de tous les
remèdes. Il conseille en outre d'administrer les
antimoniaux, dans les intervalles, à doses suffisantes pour entretenir la nausée.

Les idées théoriques de Cullen sont fausses
dans leur principe et dangereuses dans leur application : nous croyons inutile de les combattre.
Nous dirons avec le docteur Boisseau, qu'il est
peu rationnel de donner les émétiques pour calmer une maladie qui occasione le vomissement
et augmente d'intensité quand l'estomac est irrité.

NARCISSE DES PRÉS.

Le narcisse des prés (narcissus, pseudo narcissus), substance vomitive et vénéneuse, a été
naguères préconisé par M. Dufresnoy (1). Ce
médecin donnait l'infusion et le sirop de fleurs
de narcisse des prés ; il dit avoir guéri une

______

(1) Dufresnoy, *des caractères du Traitement et de la
Cure des Dartres, des Convulsions, etc.*, in-8. Paris,
an VII, voyez article *Propriétés du Narcisse des prés.*

grande quantité d'enfans attaqués de la coqueluche. Ce sirop, dit M. Dufresnoy, fait vomir les enfans sans les fatiguer, et calme les quintes de toux.

L'extrait des fleurs de narcisse des prés a aussi été recommandé contre la coqueluche, par M. Veillecheze (1).

L'emploi du narcisse des prés paraît avoir été abandonné. Les bons effets de cette plante ont-ils cessé d'avoir lieu lorsqu'elle a été administrée par d'autres médecins ? M. Laennec l'a employée; il dit qu'il a quelquefois obtenu, par le seul usage de l'extrait de narcisse des prés, des guérisons d'une rapidité surprenante, en cinq ou six jours; mais ce résultat, ajoute ce médecin, est *rare*, et habituellement je trouve cette plante beaucoup moins efficace que la belladona. Il le donnait à la dose d'un demi-grain, d'un grain ou de deux grains, à deux, quatre ou six heures d'intervalle, suivant la force du sujet. A une dose un peu forte, dit M. Laennec, elle a une influence très-marquée sur le système nerveux et peut même produire des convulsions.

____

(1) *Journ. de med., chir. et de pharm.*, décembre 1808.

Il résulte des expériences faites sur les chiens par M. Orfila, que l'extrait de narcisse des prés détermine une irritation locale peu intense ;

Qu'il ne tarde pas à être absorbé et à développer des symptômes graves suivis d'une mort prompte ;

Qu'il est émétique ;

Qu'il paraît agir sur le système nerveux en détruisant la sensibilité, et sur la membrane muqueuse de l'estomac ; que son action est plus énergique lorsqu'on l'applique sur le tissu cellulaire.

Les préparations de narcisse des prés ne méritent pas la confiance que quelques médecins leur ont accordée. Nous pensons qu'elles peuvent être nuisibles et qu'un praticien sage et prudent ne doit jamais les employer dans le traitement de la coqueluche.

ÉMÉTO-CATHARTIQUE.

Nous avons démontré les inconvéniens qui sont attachés à l'emploi des vomitifs ; ce serait nous répéter inutilement que de faire voir les dangers dont peut être suivi l'usage des éméto-cathartiques.

Quand on analyse avec soin les résultats de la pratique d'observateurs aussi judicieux que

Willis, Waldschmidt, Fred. Hoffmann, Brendel, Rosen, Vogel, Stoll, on a lieu de s'étonner
que plusieurs d'entr'eux, surtout Waldschmidt
et Stoll, se soient montrés les zélés partisans des
éméto-cathartiques. Ces médicamens composés
ont le double inconvénient des émétiques et des
purgatifs. Ils ne seront jamais conseillés par les
médecins qui auront recherché le siége et la nature de la coqueluche, et qui auront étudié la
marche et la terminaison de cette maladie.

PURGATIFS.

Les médecins vraiment observateurs, tout en
recommandant les purgatifs, ont néanmoins prescrit d'étre réservé dans leur emploi. Aucun n'a
préconisé les purgatifs irritans. Sydenham, Strandberg donnaient de doux purgatifs. Fréd. Hoffmann, Hillary et Cullen étaient encore plus
prudens. Le premier mettait en usage les laxatifs,
et les deux autres voulaient que le ventre fût tenu
modérément libre.

Huxham et Asti (1) vantent les bons effets du
calomelas ; Dewees préfère le calomelas aux doux

____

(1) *Constitutione della malattie regnate nella citta e
provincia di mantova l'anno* 1781 , Firenze, 1782.

laxatifs. Il attribue une action spéciale à cette substance, et il compte beaucoup sur ses effets. Il paraît qu'il partage l'engouement des anglais pour ce médicament dont l'action se plie avec tant de complaisance aux théories bizarres et souvent contradictoires de nos voisins d'outre-mer. Home y ajoutait la rhubarbe, et Sauvages la rhubarbe et la manne. Marcus regarde le calomélas comme anti-phlogistique et résolutif ; idée peu rationnelle puisqu'elle l'amène à en conseiller l'usage dans la période inflammatoire. Enfin Quarin recommande les purgatifs composés de manne et de sels.

Burton, au contraire, regarde les purgatifs comme nuisibles dans tous les cas. Cette opinion est aujourd'hui généralement adoptée par les praticiens.

Nous pensons que dans aucune circonstance il n'est nécessaire d'employer les purgatifs, ni même les laxatifs. Il convient sans doute de tenir le ventre libre, surtout chez les enfans très-jeunes ; mais, pour remplir cette indication, une décoction de pruneaux, l'eau d'orge édulcorée avec le miel, les lavemens émolliens doivent toujours suffire.

Rien ne favorise plus les congestions sanguines

vers la tête que l'action des purgatifs ou de tout autre moyen qui produit une excitation très-vive sur le canal digestif. Cette seule raison aurait dû faire bannir ces médicamens du traitement rationnel de la coqueluche.

Les évacuations considérables par les purgatifs, dit Cullen, sont communément nuisibles. Ce sentiment est partagé par Bosquillon qui ajoute, avec raison, que les diarrhées qui surviennent spontanément dans le cours de la coqueluche sont très-rarement critiques.

STIMULANS.

Les médicamens que l'on désigne sous le titre générique de stimulans doivent prendre place après les évacuans, dont nous venons d'examiner l'emploi dans le traitement de la coqueluche.

Lorsque, dans l'espoir d'arrêter une maladie commençante, on en attaque les prodromes avec des stimulans énergiques, on court le risque de produire un mal irréparable. On a remarqué, dira-t-on, que dans quelques circonstances on a empêché le développement de certaines maladies, en employant, dès le principe, des boissons vi-

neuses, alcooliques, très-chaudes ; mais ces
exemples, plus rares qu'on ne pense, ne doivent
jamais servir de règles. D'ailleurs, n'est-il pas
probable que la diète, l'usage des boissons dé-
layantes, chaudes, prises en grande quantité, auraient produit le même effet.

On pourrait encore répondre aux partisans de
la perturbation qu'il est fréquemment arrivé que
ces stimulans, loin de faire disparaître une imminente phlegmasie, en hâtaient le développement, accroissaient son énergie et accéléraient
sa marche. La prudence exige donc que les médecins rejettent cette pratique incendiaire. Une
théorie aussi fausse que funeste, l'ignorance la
plus complète des lois de la physiologie ou le
préjugé le plus absurde ont pu seuls en faire
naître l'idée.

Plusieurs médecins ont cependant recommandé d'employer des stimulans énergiques dès
le début de la coqueluche. Que de tels conseils
soient donnés par des hommes peu dignes du
titre de médecins, nous le concevons facilement ;
mais que Chambon et Macartan aient affirmé
avoir obtenu des succès en suivant cette méthode
perturbatrice, nous devons certainement en être
surpris. Ce dernier praticien donnait du vin

chaud et du punch aux malades ; mais il a sans doute oublié de noter les funestes résultats d'une pareille pratique.

D'après les inductions de Chambon, on a fait en Italie des expériences à cet égard dans un hospice d'orphelins. « Elles ne nous ont nullement réussi, dit l'auteur, et nous avons vu la maladie prendre une marche plus vive, plus grave et *menacer de devenir inflammatoire.* »

Ce n'est pas seulement dès le début de la coqueluche que les stimulans sont nuisibles ; ils le deviennent aussi dans toutes les périodes de cette maladie. Que les stimulans soient donnés pour rétablir les forces, ou pour produire des dérivations, ils n'en agiront pas moins comme irritans, et leurs premiers effets se porteront sur les viscères irrités : l'intention du médecin ne peut détruire l'action du médicament. On rétablit les forces abattues en détruisant le mal ; les organes ne reprennent point leur vigueur, leur souplesse, leur état physiologique, par des stimulations dont l'effet n'est que momentané et qui appellent à leur suite la fatigue, la gêne, d'où résulte la faiblesse. Détruisez les irritations viscérales, ramenez lentement l'organisme aux stimulations nécessaires à l'entretien des actions vi-

tales, donnez des substances nutritives et appro-
priées à la susceptibilité des organes, et en peu
de jours vous rétablirez les forces sans secousse
comme sans danger.

QUINQUINA.

Il est peu de maladies dans le traitement des-
quelles on n'ait pas fait entrer le quinquina. Beaucoup de médecins l'ont employé dans la coqueluche.

C'est à la fin de la maladie que Brendel (1)
l'administrait: c'est aussi dans cette période que
Strandberg et Hufeland le recommandent ; ils
le croyent propre à fortifier les malades.

Robert Whytt (2) prétend qu'on doit l'employer dans le premier stade ; mais Rosen n'était
point de cet avis.

Il y a des praticiens qui ne donnaient le quinquina que comme excipient d'un médicament
dans lequel ils mettaient toute leur confiance.
C'est ainsi, par exemple, que les médecins
d'Amsterdam l'unissaient au kermès ; que Let-

____

(1) *Progr. de Tussi convuls.* Gotting; 1747.
(2) *Voy.* Rosen, ouv. cité.

tsom (1) le donnait digéré dans l'alcool ; que
Chalmer (2) mêlait les cantharides à cette teinture ; que Wallerius (3) la joignait au quassia ;
Bisset (4) aux pectoraux ; Hayes ajoutait la ciguë
au quinquina ; Lœbenstein Lœbel à la teinture
d'opium, et ce dernier recommande surtout ce
mélange au commencement du troisième stade
de la maladie.

Rosen rejette le quinquina pendant l'accroissement de la maladie, et il prescrit de le donner
entre les accès.

Sauvages paraît être le seul qui ait regardé le
quinquina comme un spécifique : il est sans
doute inutile, aujourd'hui surtout, de combattre
cette opinion.

Lorsque la cause de la maladie a disparu, dit
Dewees, et que la toux persiste *uniquement en
raison de l'habitude*, les toniques sont indiqués ;
cependant le quinquina ne lui a point paru avoir

---

(1) *Medical Memors of the general dispensary in
London, fort part of the years* 1773 *and* 1774. London,
1774.

(2) *An account of the weather and diseases of south
carolina*. London, 1776.

(3) *Voy.* Marcus, ouv. cité.

(4) *Essays and observations*. London, 1766.

beaucoup d'avantages ; il donne la préférence au sulfate de quinine.

Nous avons vu que, dans quelques épidemies, la coqueluche s'est manifestée avec le type intermittent, quotidien, tierce, double tierce, ou que des accès de fièvre intermittente étaient joints aux accès de la toux convulsive et en augmentaient l'intensité. Dans ces circonstances, lorsque surtout l'estomac n'est pas irrité, on peut donner le quinquina, ou, mieux sans doute, les sels de quinine et de cinchonine, dans l'intervalle des accès. Le docteur Raisin (1) dit avoir employé, avec avantage le quinquina, vers le déclin d'une coqueluche accompagnée de fièvre, qui se manifestait tous les soirs par un redoublement bien caractérisé. Hors ce cas, nous ne croyons pas que ce médicament soit indiqué, pas même contre la faiblesse qui résulte de la coqueluche, parce qu'alors cette maladie est accompagnée de l'irritation profonde des viscères.

AIL.

Le docteur Dewees accorde une aveugle confiance à l'ail en substance (allium sativum);

---

(1) *Journal général de Médecine*, t. 55, p. 295.

il est le seul auteur, je pense, qui ait recommandé ce moyen; Hufeland l'a employé, mais comme topique qu'il faisait appliquer à la plante des pieds (1). Dewees ne se borne pas à donner l'ail à l'intérieur; il fait composer un liniment avec le suc de cette substance, et il s'en sert pour frictionner les épaules et l'épine dorsale.

CANTHARIDES.

Il serait difficile de se rendre raison des motifs qui ont pu engager quelques médecins à employer les cantharides dans le traitement de la coqueluche. Ce médicament dangereux a cependant trouvé un assez grand nombre de partisans, parmi lesquels on remarque surtout Lettsom; la confiance aveugle qu'il avait dans les cantharides les lui faisaient toujours employer à l'excès.

Il prescrivait à un enfant jusqu'à deux gros de teinture de cantharides, trois fois le jour; on conçoit qu'il lui arrivait souvent d'être forcé d'en diminuer la dose, parce qu'il en résultait une grande difficulté d'uriner. Cependant, lorsque la

_____

(1) Bemerkungen über Blattern, p. 434.

cure était longue, et cela arrivait le plus ordinairement, il donnait les cantharides à une
moindre dose.

Sutcliff s'est aussi déclaré partisan de ce remède.
Il donnait aux malades une petite dose du mélange suivant : une once et demie de teinture de
quinquina, une demie once d'élixir parégorique
et un gros de teinture de cantharides. Il augmentait cette dose jusqu'à ce qu'il survienne une légère strangurie. Il dit avoir remarqué que cet
accident, qui arrivait ordinairement du troisième
au quatrième jour, était favorable.

Millar vante ce moyen, et Armstrong (1) le
trouve plus efficace que la ciguë, ce qui prouve
qu'entre ses mains, ni l'un ni l'autre de ces médicamens n'avait complètement réussi. Chalmer
unissait la teinture de cantharides au quinquina,
Wallerius au quassia, et Schæffer au laudanum,
afin de diminuer son action irritante sur les
voies urinaires. Burton conseille de joindre à la
poudre de cantharides, le camphre et l'extrait de
quinquina.

---

(1) *Traité des maladies les plus fatales aux enfans*,
1767.

Lœbenstein recommande la teinture de cantharides en friction.

Le docteur Pierson prétend avoir obtenu des succès en employant les cantharides et le baume de copahu ; ce médecin pense avec Darwin que les symptômes et la durée de la coqueluche et de la gonorrhée ont beaucoup de points de ressemblance. C'est sans doute cette analogie forcée qui l'a conduit à employer les cantharides et le baume de copahu.

Nous n'avons jamais employé les cantharides dans le traitement de la coqueluche, mais nous n'hésitons pas à rejeter ce moyen pernicieux quelle que soit la forme qu'on lui donne et quelle que soit la substance à laquelle on l'unisse. L'ignorance la plus complète, dit le docteur Boisseau, a pu seule tenter l'usage d'un pareil moyen.

CASTORÉUM.

Le plus aveugle empirisme a conduit quelques praticiens à employer le castoréum.

Underwood, qui n'avait pas une idée bien précise sur la nature et le siége de la coqueluche, recommande ce médicament. Danz dont les vues étaient cependant si sages, et le docteur Dewees qui recommande les saignées dans la première période, vantent aussi ce médicament

Willis l'unissait quelquefois au safran; Hannes y mêlait du quinquina et Lœbenstein l'administrait dans la teinture d'opium. Morris (1) le donnait uni au quinquina; Cullen l'a employé sans succès. Nous rejetons ce moyen du traitement de la coqueluche.

ACIDE HYDRO-CYANIQUE.

Nous proscrivons aussi l'acide hydro-cyanique dont on a fait un si déplorable abus dans le traitement des inflammations chroniques des poumons. Plusieurs médecins ont vanté ce médicament; mais l'enthousiasme qu'il leur avait inspiré n'a pas été partagé par ceux qui ont répété leurs essais. On a reconnu qu'il était dangereux dans la plupart des cas, et lorsqu'il a paru réussir, c'est qu'il était donné à de très-faibles doses et servait d'auxiliaire à d'autres moyens. Il est nonseulement prudent de le rejeter entièrement du

_____

(1) *Observ. des médecins de Londres*, vol. iii, art. 28.

traitement de la coqueluche, mais encore il serait peut-être raisonnable de ne l'administrer jamais dans la pneumonie chronique.

Le docteur Heller (1) prétend avoir administré avec succès l'acide hydro-cyanique à des enfans atteints de coqueluche; mais il ne rapporte aucune observation; il ne donne que le résultat général de sa pratique, et nous ne pouvons juger de l'efficacité de ce remède sur des aperçus si peu détaillés. Il paraît d'ailleurs que ce médicament a quelquefois manqué son effet. Le docteur Heller ne dit pas en quelles circonstances.

EAU DISTILLÉE DE LAURIER — CERISE.

L'eau distillée de laurier-cerise doit être également proscrite. Cependant le docteur Krimer dit avoir traité avec succès la coqueluche au moyen de l'inspiration de la vapeur de l'eau distillée de laurier-cerise. Le médecin de Halle n'a jamais vu ce moyen produire d'accident, ou même rester entièrement sans effet heureux. Si les vapeurs de l'eau de laurier-cerise ne suppriment.

______

(1) *Archives générales de Médecine.*

pas la toux, suivant lui, elles la modèrent et éloignent les accès. La dose qu'il emploie est d'un gros à une demi-once pour chaque fumigation, qui doit durer de cinq à dix, ou à quinze minutes. Il pense que l'inflammation des poumons, une trop vive irritation ou une disposition aux congestions cérébrales contre-indiquent les fumigations (1), ce qui en réduirait alors l'usage aux coqueluches bénignes, simples, peu intenses, que les boissons adoucissantes, le repos, la chaleur de l'atmosphère et la diète nourrissante font toujours disparaître.

Le docteur Brofferio (2) a publié l'histoire d'une *demoiselle, attaquée depuis vingt jours,* d'une coqueluche que rien ne pouvait soulager : six fumigations furent faites le premier jour, mais sans résultats avantageux ; le deuxième jour, il y eut un peu d'amélioration ; la nuit fut plus calme, mais les vomissemens continuèrent ; le troisième, la toux était moins fréquente et bien moins violente ; le quatrième jour, la malade se trouva si bien qu'elle cessa ses fumigations : mais M. Brofferio les lui fit reprendre pendant encore deux

---

(1) *Journ. complém. du Dict. des Sc. méd.,* t. v, p. 282.
(2) *Repertorio medico chirurgico di Torino.*

jours. L'auteur ne rapporte que cette observation ; elle ne nous paraît pas confirmer entièrement les succès du docteur Krimer. Voici comment M. Brofferio donne les fumigations d'eau distillée de laurier-cerise : il verse, pour chaque fumigation, deux drachmes du liquide sur du sable chaud, et il en fait respirer les vapeurs en couvrant la tête du malade d'un drap ou d'un linge qui les rassemble.

ASSA-FOETIDA.

On doit être peu surpris de voir Millar recommander fortement l'assa-fœtida dans le traitement de la coqueluche. Ce médecin, qui regardait le spasme comme la cause principale de plusieurs maladies, espérait sans doute le combattre efficacement dans celle-ci avec l'assa-fœtida.

Murray dit ne l'avoir pas trouvé utile, et, d'après cela, il est probable que Millar, en vantant l'assa-fœtida, s'est laissé entraîner à sa prédilection pour ce médicament. Cependant Underwood et Danz le recommandent ; mais rien ne prouve qu'il mérite la confiance qu'ils lui accordent.

Th. Guibert dit qu'il a pu apprécier les avantages de l'assa-fœtida administré en lavement, à la dose d'un ou de deux gros. Il prétend qu'on peut l'employer avec confiance sans pour cela exclure les autres moyens. Mais alors, dans les cas où l'assa-fœtida est donné avec d'autres médicamens, est-il raisonnable de lui rapporter exclusivement la guérison de la coqueluche?

CAMPHRE.

L'odeur repoussante et la saveur désagréable de cette substance, seraient des motifs suffisans pour l'exclure du traitement de la toux convulsive, s'il était encore permis de douter de son inutilité. C'est pour ces motifs sans doute que le camphre a trouvé peu de partisans. Burton et Underwood le recommandent; Marcus ne l'a jamais trouvé utile dans le traitement de la coqueluche.

MUSC.

Il n'en est pas de même du musc dont Berger (1) vante les avantages.

____

(1) *Acta Societ. med.* Haun., v. 1.

On trouve, dans les actes de la Société médicale de Copenhague, deux observations de coqueluche traitée avec succès par le musc mêlé au sucre. Dans l'une, dix grains de ce médicament ont suffi ; dans l'autre, il a fallu en donner soixante grains, en quatre prises, dans les vingt-quatre heures. Cette dose peut paraître extraordinaire ; mais on sait que les médecins Anglais, et particulièrement Cullen, en prescrivaient jusqu'à trente grains à la fois. Les Chinois, qui en font un grand usage, en donne cinquante, soixante grains et même plus. Mais Cullen et beaucoup d'autres médecins disent que ce médicament a entièrement échoué.

Stoll le recommande ; Danz le regarde comme le plus puissant anti-spasmodique. C'est aussi l'opinion de Dewees. Suivant Hufeland, le musc est très-efficace dans tous les spasmes qui attaquent la poitrine (1). Gesner (2) en vante les bons effets ; il l'unissait à l'extrait de tabac. Læbenstein donnait la teinture composée de musc.

« On a beaucoup compté sur le musc, dit

____

(1) V. *Observations sur les fièvres nerveuses*, trad. de l'allemand, par M. Vaidy. Berlin, 1807.

(2) Reobactungen 1er theil (observ., 1re partie).

Marcus; mais ce moyen, excellent d'ailleurs, ne fait rien dans la coqueluche, et même *l'empire plutôt* que de l'améliorer. Si à une époque plus éloignée on ne veut pas qu'il soit *malfaisant*, il faut l'unir au soufre doré et au calomélas. »

Ce médicament ne peut être d'aucune utilité dans le traitement de la coqueluche : c'est un stimulant énergique. Nous l'avons plusieurs fois employé sans succès, et dans quelques circonstances nous avons été obligé de renoncer à son usage et de combattre par les anti-phlogistiques les accidens inflammatoires qu'il avait déterminés.

Dans un ouvrage estimé sur le musc, Trallès (1) en blâme l'usage et dit qu'il est dangereux de l'employer, parce qu'il agit avec une force très-considérable sur les nerfs ; qu'il rend la circulation plus active, augmente la chaleur ; qu'il raréfie le sang ; qu'il le porte vers la tête et la poitrine ; excite la pesanteur et l'ivresse.

SULFURE DE POTASSE.

Si le sulfure de potasse ne produit pas les ac-

----

(1) *De limitandis laudibus et abusu moschi in medelâ morborum* ; 1 vol. in-8°, 1783.

cidens que le musc occasione, son action sur l'é-
conomie, et particulièrement sur les membranes
muqueuses, n'en est pas moins dangereuse. On
ne voit pas quels ont pu être les motifs qui aient
déterminé les médecins à l'employer dans le traitement de la coqueluche.

On a dit que si ce médicament est de quelque
utilité, ce qui est douteux d'après l'expérience,
c'est peut-être dans la dernière période de la maladie; mais à cette époque tout médicament devient superflu, nous l'avons déjà dit, et nous le
répétons particulièrement pour le sulfure de potasse que Marcus d'ailleurs regarde comme sus-
pect et d'une efficacité extrêmement douteuse.

ROMARIN SAUVAGE

Les médecins suédois n'avaient point la même
idée relativement au romarin sauvage. Au rapport de Linnée, les paysans de la Gothie occi-
dentale se servent avec beaucoup de succès de
l'infusion de cette plante. En Suède, elle est
encore regardée comme un préservatif assuré
contre la coqueluche, et même comme un des
moyens les plus efficaces pour guérir cette maladie; mais il n'existe aucune observation qui

prouve que le seul usage du romarin sauvage ait guéri la coqueluche.

Haartmann (1), Wohlin (2), Wahlbom (3) et Blom (4) donnaient en même temps des émétiques et d'autres remèdes. Cette circonstance doit faire apprécier à sa juste valeur les éloges qu'on a donnés au romarin sauvage.

OXIMEL SCILLITIQUE.

Il en est de même de l'oximel scillitique avec lequel Strandberg évacuait ses malades.

Meltzer (5) le range parmi les médicamens les plus utiles ; Forbes donnait la préférence au vinaigre scillitique et Hufeland au suc de scille. Ces subsances étaient administrés pour provoquer les vomissemens.

---

(1) *In Bergius forsok om gangbaræ.* Sinckd , 1755.

(2) Marcus , ouv. cité.

(3) *Berettelser tilk. Coll. med. säsam cur fortsattuing.*

(4) *Essai sur les maladies épidémiques.* V. Bergius.

V. *Détail donné au Collége royal de Médecine,* p. 157 et 212.

Progrès de la médecine de Suède, de Blom, p. 12.

(5) *Abhandlung vou Keichhusten.* Pétersbourg, und Leipsig, 1790. (*Traité de la Coqueluche,* etc.)

Nous avons indiqué les moyens qu'on pouvait sans danger employer pour faire vomir les malades, lorsque les circonstances y obligent. Nous ne croyons pas devoir faire remarquer ici qu'ils suffisent, et que par conséquent l'oximel ou le vinaigre scillitiques sont inutiles. Les malades de Meltzer auraient sans doute guéri sans la scille et la rhubarbe, et le suc de scille aurait pu, sans inconvénient, être retranché de la liste déjà nombreuse des médicamens qu'Hufeland préconise et qu'il administre contre la coqueluche.

ANTIMONIAUX.

Il en est de même des antimoniaux que Marcus recommande sans leur donner une grande confiance. Il préfère le vin d'antimoine au soufre doré, qui était aux yeux de Clossius (1) un *remède souverain* et que Weber (2) dit avoir employé avec succès, après avoir fait vomir les malades.

Nous pensons qu'on doit le rejeter du traitement de la coqueluche.

––––––––––

(1) *Nova Variolis medendi methodus*, *C. specimine. Observ. miscell. rem med. illustri.* Traj. ad Ren., 1766.
(2) *Obs. med. fascicul.*, 1 call. 1764.

KERMÈS MINÉRAL, SUDORIFIQUES.

Nous en dirons autant du kermès minéral dont Basserville (1) et Dehaën vantent les bons effets. Ces médecins en faisaient usage après l'emploi des vomitifs. Les médecins d'Amsterdam l'unissaient au quinquina.

Il n'est pas bien démontré que les antimoniaux aient été administrés dans la vue de produire d'abondantes transpirations. Cependant il est certaines circonstances où les sudorifiques pourraient paraître utiles, s'il était vrai que ces médicamens eussent les propriétés qu'on leur attribue. Il est probable que lorsqu'ils ont produit de bons effets, c'était parce qu'on donnait à une température très-élevée la décoction de squine dans les premiers temps de la maladie, comme le faisait Strandberg. Alors la transpiration cutanée était augmentée, l'action de la peau produisait une salutaire révulsion. Dans ces cas une décoction chaude de plantes mucilagineuses eût produit les mêmes effets que la décoction de squine.

---

(1) *Quœst. med. an Tussi puerorum vulgo Coqueluche, emesis? Prœside Bourdelin, Parisiis, 1752.*

Lettsom vante l'élixir sudorifique ; mais quelle confiance accorder à ce médecin qui abusait des cantharides et ne prescrivait qu'un traitement empirique Devons-nous parler ici de l'alcali que Douglas (1) et Hinze (2) ont recommandé, et de l'arsenic que Ferriar (3), Simmons (4) et plus récemment Dewees ont employé? Ce dernier auteur déclare que les essais qu'il a tentés avec la solution d'arsenic n'ont pas été heureux.

NARCOTIQUES.

Le spasme, comme nous l'avons vu, a joué un grand rôle dans l'histoire de la coqueluche ; c'est contre ce phénomène qu'ont été particulièrement dirigés les narcotiques que nous allons examiner maintenant.

Quelques médecins pensent que les narcotiques ne doivent être employés qu'au déclin de la coqueluche ; suivant eux, ils servent peu

(1) *In med. Observat. and inquires* vi ; Douglas dit qu'en présentant de l'eau de luce aux narrines des enfans, il est parvenu quelquefois à arrêter le cours d'un accès.

(2) *In Hufeland, Journ. der pract.* Arzneyk, V. B., p. 908.

(3) *Medical Historis*, viii, n. 5.

(4) *In Duncan, anals of medecine*, v, ii.

même à cette époque, puisqu'alors la maladie décroît naturellement. Malgré cela, ils ne se décident pas positivement sur leur rejet ; ils ne prétendent pas les bannir du traitement de la coqueluche;
mais ils croient qu'on en a exagéré les bons effets.
Nous irons plus loin que ces estimables confrères, et nous appuyant sur l'expérience des
médecins qui nous ont précédé et sur nos
propres observations, nous croyons devoir rejeter absolument tous les narcotiques. Pourquoi
les administrer au déclin de la maladie, puisqu'il
est reconnu qu'elle cesse alors d'elle-même ? Les
narcotiques sont toujours contre-indiqués, parce
que leur premier effet est d'augmenter l'irritation de l'encéphale, et que, donnés à haute dose,
ils stimulent vivement l'estomac qui, à son tour,
réagit sur l'organe des perceptions. La sédation
qu'ils procurent ne se prolonge pas au-delà de
leur action, qui est toujours assez courte ; et lorsque cette sédation cesse, l'irritation que les narcotiques ont provoquées revient avec une nouvelle vigueur. D'ailleurs tous les bons observateurs ont reconnu que les narcotiques sont nuisibles, dans les cas où l'encéphale est irrité ou
trop fortement excité. Or nous avons démontré
que l'irritation du cerveau donnait à la toux de

la coqueluche le caractère convulsif; puisque les narcotiques augmentent cette irritation après avoir produit momentanément la sédation de l'organe, ils sont donc, de tous les médicamens vantés contre la coqueluche, ceux qui conviennent le moins pour la combattre. « Les narcotiques ne sont applicables en aucun temps, dit Marcus, dans une maladie inflammatoire comme la coqueluche. »

OPIUM.

De toutes les substances qui composent la matière médicale, l'opium est le médicament dont l'administration a paru aux praticiens la plus difficile et la plus digne d'une attentive observation : cette assertion fondée sur des faits nombreux rendait les jeunes médecins très-réservés dans l'usage qu'ils faisaient de l'opium; mais le voile qui cachait la cause de cette prétendue difficulté dans l'emploi de l'opium a été déchiré dès qu'on a envisagé, avec plus de soin qu'on ne l'avait fait jusqu'alors, l'état des viscères gastriques. C'est cette considération qui nous engage à proscrire l'opium du traitement de la coqueluche.

Forbes et Stoll déclarent que l'opium leur a paru *quelquefois* efficace, et l'on pourrait inférer de là que ces praticiens l'ont *quelquefois* trouvé dangereux. Matthæi dit qu'il est utile ; mais seulement dans le second stade de la maladie, c'est-à-dire, quand il n'existe plus de symptômes inflammatoires. Dewees l'a employé après l'usage des anti-phlogistiques et du calomélas.

On remarque l'opium dans la liste des nombreux médicamens recommandés par Lœbenstein ; mais que conclure de l'opinion de ce polypharmaque ? Cependant nous devons faire observer qu'il ne le donnait que dans le commencement du troisième stade , à cette époque de la maladie où l'office du médecin devient inutile.

Baumes (1) trouve l'opium utile ; mais il conseille de l'associer au styrax et à la cynoglosse.

Marcus dit que ce médicament est contr'indiqué dans la coqueluche ; qu'il ne peut convenir dans la période inflammatoire et qu'il est quelquefois dangereux dans une période plus avancée de la maladie. Il avertit les médecins de ne pas se fier à la facilité avec laquelle on calme la toux en administrant de l'opium. L'usage de ce médicament est, suivant lui, environné de danger. La

____

(1) *Traité des Convulsions dans l'enfance, etc.,* par M. Baumes, D. M. M., 2ᵉ édit., 1 vol. in-8. Paris, 1805.

toux cesse ; les enfans ont une ou deux nuits calmes ; mais ils éprouvent des étourdissemens, de l'assoupissement avec délire, de la soif, une fièvre continue.

CIGUE.

Ce que nous avons dit des narcotiques en général nous dispense sans doute de donner ici les raisons qui nous engagent à rejetter la ciguë. Elle a été célébrée par W. Butter (1), qui la regardait comme le meilleur anti-spasmodique, et même comme le seul spécifique de la coqueluche. Cette opinion prouve que ce médecin avait une idée très-fausse de cette maladie, puisqu'il ne voyait dans le traitement de cette affection qu'un spasme à détruire. Cette opinion a été combattue par Lettsom ; il la trouve erronée. Il rejette la ciguë comme un médicament inutile et nuisible. Armstrong partage cet avis.

Au contraire, Stork (2) et Lentin (3) se sont

(1) *Abhandlung vou dem Keichhusten*, etc. Stendal, 1782.

(2) *Med. pract. unterricht*, etc. (*Instruction de Médecine-pratique* de Stoll, pour les chirurgiens d'armées et des campagnes des états autrichiens. Vienne, 1776.

(3) *Memorabilia circa aerem, vitæ Genus, sanit. et morbos clausthalicus*. Anni 1774-77, Gott. 1779.

montrés partisans de ce médicament, et Stoll en faisait du cas. Hayes et Ranoë l'employaient après les vomitifs, et Danz conseille de l'unir à d'autres narcotiques.

Odier (1) recommande la ciguë. Il en augmentait la dose graduellement et il donnait ce médicament délayé dans de l'eau de rose, et sur la fin de la maladie il l'unissait au quinquina.

EXTRAIT DE TABAC.

Nous croyons inutile de démontrer le danger qui peut résulter de l'administration de l'extrait de tabac que Gesner et Tillenius (2) disent avoir employé avec succès, et que Stoll et Danz ont aussi mis en usage.

EXTRAIT DE JUSQUIAME.

Il en est de même de l'extrait de jusquiame recommandé par Stoll, Danz et Lœbenstein, et que Marcus rejette comme dangereux.

___

(1) *Manuel de Médecine-pratique.* Genève, 1821, 1 vol. in-8°.

(2) *Med. chir. Bemerkungen*, etc. (*Remarques de médecine et de chirurgie*).

On trouve, dans les Archives de médecine (1), un travail intéressant sur les propriétés et l'emploi de la jusquiame. Il est dû à M. Ratier, qui a recueilli les recherches que M. le professeur Fouquier a faites sur ce médicament. Parmi les corollaires relatifs à l'action de l'extrait de jusquiame, on lit ceux-ci :

« On est encore dans l'incertitude relativement aux cas dans lesquels on pourrait se servir de ce végétal.

« Il ne convient point dans les affections du cerveau, puisqu'il tend à déterminer et à augmenter le trouble des fonctions de cet organe ;

« Il n'a point eu d'effet avantageux direct et constant, relativement aux maladies nerveuses, dans lesquelles on l'a fait prendre à un grand nombre de sujets.

« Il n'est point somnifère; on ne saurait appeler sommeil cet état d'excitement cérébral dans lequel mille visions fantastiques et pénibles viennent tourmenter les malades...

« Il agit d'une manière irritante, d'abord sur le cerveau, puis sur les organes digestifs. »

Il serait à désirer que des praticiens aussi éclairés

_____

(2) Cahier de mars 1823.

que M. Fouquier, fissent, avec le même soin et la même impartialité, des recherches thérapeutiques sur tous les moyens qui ont été proposés par les empiriques.

BELLADONA.

La racine de belladona compte un grand nombre de partisans ; Schoeffer, Hufeland, Vetzler et le docteur Janin, louent les bons effets de ce médicament. On lui attribue des succès nombreux, en Allemagne surtout ; mais outre que ce remède est dangereux, puisqu'il détermine facilement une irritation gastrique, et qu'on l'a vu amener la cécité, le délire, l'empoisonnement et d'autres accidens fâcheux, même donné à petite dose, on peut démontrer, par les faits que l'on cite en sa faveur, qu'on a, sans raison, trop compté sur ses propriétés, et qu'il est loin de mériter les éloges qu'on lui a donnés.

Que cette substance soit donnée seule, par la bouche, en lavement, ou mêlée avec l'oxide de zinc, la ciguë, l'opium, elle n'en a pas plus de vertus et n'en produit pas moins d'accidens.

Quelques auteurs modernes, plus sages que les partisans outrés de la belladona, ont dit que

la fièvre, la pléthore sanguine, la concommit-
tance d'une angine, soit gutturale, soit laryngée-
trachéale, l'irritation des voies digestives, l'affaiblissement des organes de la vue, étaient des circonstances qui s'opposaient à l'administration de
ce remède. Il est rare que l'une ou plusieurs de
ces circonstances n'existent pas, et il est toujours
dangereux de les faire naître ou de s'exposer à
les voir se développer : ces deux raisons de-
vraient suffire pour exclure du traitement d'une
maladie, un médicament auquel on en peut
substituer d'autres et plus simples et plus effi-
aces.

Déja les mêmes médecins disent que la belladona ne convient que chez les sujets nerveux.
« On ne doit compter sur ce médicament, dit
Th. Guibert, que lorsque la persistance de la toux
convulsive paraît dépendre d'une *sorte d'habitude rêveuse*, et que les symptômes inflammatoires ont été complétement dissipés par un traitement anti-phlogistique préalable. »

Nous ajouterons que si le traitement anti-phlogistique été bien dirigé, cette *habitude nerveuse*
ne s'établi pas, et que la belladona deviendra
inutile :

M. Mullé de Leipzig, s'élève contre les médecins qui administrent la belladona à haute dose dans le traitement de la coqueluche. Il prétend avoir guéri des coqueluches en n'employant qu'une fraction très-petite de cette substance. M. Muller suit la méthode homœopathique d'Hahnemann, qui consiste à trouver un médicament qui produise sur l'homme sain les mêmes symptômes que ceux qu'on remarque dans la maladie qu'on veut traiter.

M. Laennec dit que la belladona lui a toujours *paru*, après l'action des vomitifs, être l'un des moyens qui contribuent le plus efficacement à calmer la violence des quintes et à abréger la durée de la maladie ; mais cette opinion ne nous paraît pas être déduite de l'observation ; elle n'a été avancée par ce médecin que pour arriver à expliquer l'action de la belladona selon des vues particulières. « Ses effets, dit-il, se peuvent concevoir de plusieurs manières : elle diminue le besoin de respirer, et, par cela même, la dyspnée, plus constamment qu'aucune autre plante narcotique ; elle paraît propre, comme tous les moyens du même genre, à combattre le spasme des bronches, et même à diminuer l'irritation qui produit la congestion sanguine et séreuse, ainsi que la sécrétion augmentée des bronches. »

Sur quoi est fondée une semblable assertion ? L'imagination en a fait tous les frais.

Dans un mémoire sur l'emploi de la belladona dans le traitement de la coqueluche, lu par l'auteur, P. F. Raisin , D. M. à Caen , à la Société de Médecine de Paris , le 19 mars 1816, et inséré dans le recueil des actes de cette Compagnie savante (1) , M. Raisin présente trois observations. La première est relative à une fille âgée de trois ans, qui était affectée d'accès de toux convulsive *depuis quinze jours*. Elle prit, matin et soir, d'abord un tiers de grain de racine de belladona , puis un demi-grain ; il fallut *trois semaines* de l'usage de ce médicament pour faire cesser entièrement la toux. La deuxième observation est celle d'une petite fille , âgée de dix-huit mois , qui avait la coqueluche depuis *près de trois semaines.* Elle prit, deux fois le jour , un quart de grain de poudre de belladona ; on porta la dose jusqu'a demi-grain : elle en continua l'usage depuis le 28 novembre jusqu'après

____

(1) *Observations , suivies de quelques réflexions sur l'emploi de la belladona dans le traitement de la coqueluche,* par P. F. Raisin , D. M. à Caen. (Voyez *Journal général de Médecine,* t. 55 , p. 289.)

le 19 mars suivant, et cependant l'auteur déclare que les accès de toux convulsive n'avaient
point encore complètement cessé.

La troisième observation est relative à un garçon, âgé de quatre ans, qui éprouvait des accès
violens de toux convulsive *depuis quinze jours*.
Il eut une hémorrhagie nasale. Il prit ensuite
la poudre de belladona à la dose d'un demi-grain,
matin et soir. La toux convulsive a cessé neuf
jours après.

Mais ces observations prouvent-elles que la
belladona ait guéri ces coqueluches? Je ne le
pense pas. Ce n'est pas certainement l'enfant de
la deuxième observation, puisque la toux a per-
sisté, quoiqu'on ait administré la belladona pendant plus de cinq mois. L'enfant de la troisième
observation eut une hémorrhagie nasale dont on
ne tient aucun compte. Quant à celui de la première observation, il a dû continuer l'usage de
la belladona pendant trois semaines, et sa coqueluche durait déjà depuis quinze jours. Ce laps de
temps n'eût-il pas suffi pour amener le résultat
qu'on attribue à la belladona?

VINGTIÈME. OBSERVATION (1).

Un enfant âgé de dix ans et demi avait des quintes violentes de toux, suivies de vomissemens glaireux, depuis neuf jours ; il entre à l'hôpital : quintes de toux avec inspiration sifflante et prolongée, respiration un peu difficile, crachats légèrement striés de sang, rougeur de la face pendant les quintes, langue humide, douleur à l'épigastre, peu de soif, peau chaude et halitueuse, pouls dur et fréquent ; léger râle muqueux. — Boissons adoucissantes, saignée du bras de six onces, diète : la rougeur de la face est moindre, la toux moins fréquente ; quelques stries de sang dans les crachats. — On pose douze sangsues sur la poitrine : la toux devient plus fréquente, chaleur à la peau, soif. On fait vomir l'enfant avec l'ipécacuanha : la toux diminue ainsi que les quintes. La poudre de belladona est donnée à la dose de deux grains : diminution des quintes : on continue la belladona pendant quatre jours et l'amélioration est progressive ; mais, le cinquième jour, il y a de la soif et de

____

(1) Extr. du traité de Guibert, p. 151.

la sécheresse à la gorge ; on cesse l'usage de la belladona et on revient aux adoucissans qui calment bientôt ces légers accidens.

Peut-on attribuer à l'administration de la belladona la cessation des quintes de toux ? N'avait-on pas saigné le malade ? N'avait-on pas appliqué des sangsues sur la poitrine ? N'a-t-il pas été traité par les anti-plogististiques ? D'ailleurs, à quelle époque a-t-on donné la belladona ? C'est lorsque les quintes de toux commençaient déjà à diminuer; or, ce n'est pas la belladona qui les a vaincues. On dira peut-être que l'emploi de cette substance a hâté le moment de leur disparition ; mais qui le prouve ? Cet effet eût sans doute eu lieu, et dans le même temps, si on avait continué l'usage des adoucissans et nous ne doutons pas qu'il eût été plus promptement amené si on eût appliqué des sangsues aux tempes et derrière les oreilles, donné des pédiluves irritans. D'ailleurs, la belladona a irrité les voies gastriques, et la doctrine physiologique, qu'on applique dans la pratique et qu'on affecte cependant de rejeter en théorie, a du moins servi le praticien dans ce cas ; elle l'a engagé à cesser l'usage de la belladona et à revenir aux adoucissans.

VINGT—UNIÈME OBSERVATION (1).

Un enfant de trois ans est affecté de coqueluche et d'ophthalmie palpébrale ; quintes fréquentes, toux sèche, respiration génée, poitrine douloureuse, fièvre. — Cinq sangsues à la poitrine, cataplasme, eau de gomme. Pendant six jours l'état du malade ne s'améliore pas, malgré l'emploi de la poudre d'ipécacuanha. L'expectoration devient sanguinolente, la face est gonflée, rouge, le thorax est douloureux. — On applique cinq autres sangsues. Les symptômes persistent. — Ipécacuanha ; poudre de belladona donnée depuis le 4 octobre jusqu'au 22, c'est-à-dire pendant dix-huit jours. Cependant la coqueluche continue sa marche ; mais le 23 octobre les quintes redoublent de violence : oppression, douleur à la poitrine, soif, fièvre. On cesse la belladona. On met six sangsues à la poitrine et on donne encore huit grains d'ipécacuanha quoique l'enfant rejetât par la bouche des mucosités teintes de sang. Enfin une pleurésie se manifeste, et on la combat par les anti-phlogistiques. L'au-

____

(1) Extr. du Traité de Th. Guibert, p. 257.

teur de ces observations ne peut se dissimuler les mauvais effets qui ont résulté de l'usage de la belladona : « l'emploi intempestif de cette poudre, dit-il (1), presque dans le début de la maladie, augmenta l'irritation générale et produisit des accidens qui obligèrent le médecin de la suspendre. Un des plus grands inconvéniens de la belladona, ajoute notre auteur, consiste donc dans l'irritation qu'elle produit en déterminant de la soif, de la sécheresse à la gorge et de la fièvre. Ce médicament paraît avoir eu les plus heureux effets, dit encore l'auteur, dans les quatorzième, quinzième et seizième observations qu'il rapporte ; mais elle n'a été employée que dans la seconde période de la maladie et après l'administration des anti-phlogistiques actifs. »

Beaucoup de médecins ont publié des observations de coqueluche qu'ils prétendent avoir guérie par l'usage de la belladona ; la plupart de ces observations manquent des détails nécessaires pour éclairer leur opinion sur l'action de cette substance, et presque toutes montrent que la belladona n'a jamais réussi seule, mais

____

(1) Pag. 260.

que les succès qu'on lui attribue pourraient être, avec plus de raisons sans doute, rapportés au régime adoucissant, aux saignées qui ont précédé l'emploi de la belladona.

OXIDE DE ZINC.

On a beaucoup vanté l'oxide de zinc contre la coqueluche. Nous connaissons des médecins qui l'administrent pour combattre les symptômes cérébraux qui proviennent de l'inflammation de l'encéphale ; ce médicament trompe leurs espérances : le meilleur anti-spasmodique en cette occasion, n'est-ce pas la saignée ?

Il ne paraît pas que les insuccès nombreux aient servi jusqu'à présent à leur faire renoncer à cette pratique absurde, puisqu'ils ont employé l'oxide de zinc contre la coqueluche ; cependant ils conviennent que, *dans plusieurs cas*, il n'est d'aucune utilité dans le traitement de la toux convulsive. Il faut en conclure qu'on lui a souvent attribué des guérisons que, d'autres moyens administrés en même temps que lui, avaient opérées.

« L'oxide de zinc, dit M. Guibert, administré à forte dose, *a paru* diminuer la violence des symptômes *dans quelques cas ;* mais son action n'est pas assez constante pour qu'on puisse y mettre une entière confiance. »

TOPIQUES.

Ce n'était pas assez d'avoir évacué les glaires, d'avoir cherché à combattre le spasme, il fallait encore agir sur la peau par des moyens qui y produisent l'ulcération, la vésication ou la simple excitation ; ainsi toute l'économie était bouleversée par les empiriques, qui combattaient des chimères. Heureux les individus qui, abandonnés à la nature, n'avaient du moins à supporter que les tourmens de leur mal !

CAUTÈRES ET SÉTONS.

Dans le traitement de toutes les maladies chroniques, les médecins anciens cherchaient, par le fer et le feu, à vaincre la résistance que le mal opposait aux remèdes alors usités.

Mercatus, après avoir employé les adoucissans, brûlait l'occiput avec un fer rouge, ou mettait un séton à la nuque lorsque la maladie faisait des progrès. Cette pratique cruelle, puisqu'elle était inutile dans la coqueluche, a été remplacée par l'usage des vésicatoires. Mais on a bientôt re-connu que ces topiques irritans n'abrégeaient pas la durée de la coqueluche, et qu'ils en augmen-taient souvent l'intensité. Ces deux circonstances suffisent donc pour les faire proscrire du traite-ment de cette maladie.

Cependant Willis les croyait utiles dans cer-tains cas. Forbes vante leurs bons effets dans la dernière période.

En les mettant à la nuque, Sydenham avait-il l'intention d'agir sur l'encéphale, comme Webs-ter se le propose lorsqu'il emploie le vésicatoire dans les circonstances où il croit inutile ou dan-gereux d'appliquer des sangsues à la tête?

Whytt dit avoir obtenu des succès en appli-quant des vésicatoires depuis les oreilles jusqu'aux clavicules. Lorry usait aussi des vésicans. Whytt avait l'intention d'agir sur le grand nerf sympa-thique qu'il croyait affecté, et Lorry sur les pou-mons, par le moyen de la peau.

Si la toux persiste après la disparition des phénomènes convulsifs, si tout fait craindre que la bronchite ne passe à l'état chronique, il faut employer le vésicatoire. C'est sans doute dans ces circonstances que Cullen pense qu'il est utile de l'appliquer sur la poitrine, que Forbes vante ses bons effets dans la dernière période. Willis le croyait utile dans certains cas ; veut-il parler des circonstances que nous venons de rappeler ?

VACCINE.

On a proposé la vaccination comme un moyen de guérir la coqueluche.

Dans une lettre que Jenner écrivit à L. Valentin (1), il demandait à ce médecin s'il avait eu l'occasion de se convaincre que la vaccination accélère la guérison de la coqueluche. Valentin lui répondit affirmativement, et lui cita des exemples qu'il en avait eus à Nancy. « Jenner avait observé plusieurs fois, dit l'auteur, que si l'on vaccine après les *douze ou quinze premiers jours de la coqueluche*, cette maladie se relâche, décroît et guérit plus promptement. »

« Aux États-Unis d'Amérique, la coqueluche est souvent mortelle. Lorsque les sujets qui en sont affectés n'ont pas été vaccinés, on

____

(1) *Notice historique sur le docteur Jenner, suivie de notes*, par le docteur Louis Valentin, broch. in-8°. Nancy, 1823.

pratique cette opération à la période précitée : quelques médecins en ont publié les heureux résultats. » Valentin pense que dans les cas d'une certaine gravité on pourrait préférer de faire les insertions vers le bas du sternum, au-dessus de l'épigastre.

Une épidémie de coqueluche qui a éclaté à la Nouvelle-Orléans, d'après le rapport de Dupuy, a enlevé près de mille sujets sur une population de 35,000. Ce médecin ne dit pas si on a employé la vaccination ; mais il remarque que cette meurtrière épidémie a été remplacée par la fièvre jaune.

POMMADE D'AUTENRIETH.

Est-ce la vaccination qui a donné à Autenrieth l'idée de faire développer des pustules à la peau au moyen de la pommade stibiée ? Mais cette pommade employée seule a-t-elle jamais guéri la coqueluche ? Rien ne le prouve : elle n'est donc pas spécifique, comme le prétend le médecin de Tubinge. « Rien n'a été, en général, plus funeste à notre art, dit Marcus ; que l'emploi d'un seul moyen, surtout dans les maladies qui affectent tout un système et souvent tout l'organisme , et où un prompt secours devient nécessaire. C'est pour cela que je ne peux pas faire l'éloge de la pommade d'Autenrieth , d'autant plus que si on se confie à elle seule on sera souvent trompé dans son attente. »

Autenrieth a proposé de *frictionner* le malade, tous les jours , sur la région de l'estomac ou sur celle du cœur, avec gros comme une noisette d'un mélange composé d'un drachme et demi de tartre stibié incorporé dans une once d'axonge. Au deuxième ou troisième jour , il survient une éruption pustuleuse. Ces pustules se présentent sous la forme de boutons assez semblables à ceux qui résultent de l'insertion du vaccin, se couronnent d'une inflammation; quelques jours après les pustules deviennent purulentes ; elles suppurent plus ou moins de temps, suivant la grandeur et la profondeur qu'elles ont acquises, puis elles prennent une couleur brunâtre ; se couvrent d'écailles , lesquelles tombent et laissent après elles des plaques rouges qui ensuite deviennent plus blanches que le reste de la peau. Ces marques ne s'effacent jamais , surtout si les pustules ont été larges et profondes ; elles ressemblent aux cicatrices des boutons de variole.

Autenrieth recommande de continuer les frictions stibiées après la manifestation des pustules.

C'est au commencement de la seconde période, lorsque la toux a le caractère convulsif et que les accès sont rapprochés, qu'Autenrieth conseille d'user de la pommade stibiée dont l'usage exige douze à quinze jours ; ce qui, en y comprenant la première période, qui est de douze à quinze jours, suivant les auteurs, fait vingt-cinq à trente jours de traitement, temps nécessaire pour guérir par les adoucissans, les saignées locales, une coqueluche simple. On ne voit pas alors le grand avantage que peut avoir la pommade stibiée. D'ailleurs ce médecin lui - même convient que pendant le temps qu'on passe à employer sa pommade les accès diminuent en nombre, mais non en violence, de façon que le dernier est encore aussi fort que les précédens. Ce traitement n'est donc pas aussi avantageux qu'on l'a cru. « Il est plein de tourment pour les enfans, dit Marcus ; on met sur son compte beaucoup de choses qui sont plutôt dues aux soins qu'on donne aux enfans pendant son usage, parce qu'ils sont retenus dans le lit et loin des influences nuisibles. » « Ce révulsif, dit aussi le docteur Boisseau, n'abrège point la durée de la coqueluche ; il fait souffrir les enfans, les excite à pleurer, à crier, et rend, par là, plus fréquens les accès de la maladie. »

Feiler (1) est partisan de cette méthode et il pense, avec Autenrieth, qu'elle est spécifique de la coqueluche.

Cette opinion est démentie par les faits qui ont été recueillis par les docteurs Bourdet, Gilbert, Léveillé et plusieurs autres médecins français. Ces faits prouvent que la pommade stibiée n'a pas une action spécifique aussi sûre et aussi prompte contre la coqueluche que l'a prétendu Autenrieth ; qu'elle ne détermine pas toujours une éruption, et que cette dernière n'est pas un révulsif assuré contre la toux convulsive et la toux catarrhale simple.

« Nous avons répété avec le plus grand soin la méthode d'Autenrieth, dit Ozanam (2), mais nous n'avons pas vu le succès répondre complètement à notre attente. Cette méthode produit simplement l'effet d'un rubéfiant qui diminue parfois les symptômes spasmodiques. »

----

(1) *Pœdiatrik oder auleitung*, etc., ou *Introduction à la connaissance et au traitement des maladies des enfans*, 1814.
(2) T. 2, p. 151.

Nous avons aussi très-souvent employé la pommade stibiée contre la coqueluche, et les observations que nous avons faites s'accordent parfaitement avec celles des docteurs Bourdet, Gilbert, Léveillé et Ozanam. La coqueluche n'en suit pas moins sa marche accoutumée, car elle ne paraît ni diminuer en intensité, ni devenir moins longue. Nous pensons donc que ce moyen est inutile. S'il était permis de l'employer, à cause de son innocuité, ce ne pourrait être que dans les cas où une éruption habituelle à la peau eût cessé tout-à-coup, peu avant l'apparition de la coqueluche.

VINGT-DEUXIÈME OBSERVATION.

Le fils de M. P., âgé de trois ans, portait, à la partie interne de chaque cuisse, une dartre pustuleuse qui nous paraissait être héréditaire, puisque le père n'a jamais pu être guéri des dartres qu'il porte sur différentes parties du corps. Cet enfant présenta, au mois d'avril 1822, des symptômes qui annonçaient une affection catarrhale. La toux était vive, la figure rouge, le pouls fréquent. Quelques jours auparavant la dartre avait disparu presque subitement, à la suite de l'application de l'eau de Cologne. La toux prit, six jours après la manifestation des premiers symptômes, tous les caractères de la coqueluche. Je fis poser deux sangsues derrière chaque oreille et quatre sangsues à la partie supérieure du sternum. Après cette saignée, qui fut copieuse, la toux fut considérablement diminuée; mais comme elle persistait, j'usai de la pommade d'Autenrieth, et aussitôt que les pustules furent en suppuration, la coqueluche cessa complètement. A cette époque, la dartre reparut; la portion de peau qui en était habituellement le siége avait été recouverte d'un cataplasme émollient.

La guérison doit-elle être attribuée à l'éruption artificielle ou à la réapparition de la dartre; ou bien serait-elle arrivée dans le cas où la dartre n'eût point reparu, où les boutons n'eussent pas été provoqués?

BAINS.

Tous les praticiens ont pu se convaincre combien les bains sont favorables aux enfans. C'est sans doute d'après cette observation qu'Ozanam recommande les bains chauds dans la seconde période de la coqueluche ; Kirkland (1), les bains froids dans le dernier stade. Lœbenstein dit avoir obtenu des succès en employant les bains de drèche et les bains aromatiques au déclin de la maladie.

Nous pensons que les bains chauds ou tièdes peuvent être très-utiles lorsque la température froide et humide empêche la peau de faire ses fonctions accoutumées. Nous les avons employés, mais avec le soin de n'y laisser l'enfant qu'un quart-d'heure et après avoir mis les sangsues à la tête. Ce moyen serait dangereux si l'enfant était menacé de congestion, ou si la toux était violente. Nous ne saurions trop recommander aux praticiens de n'employer le bain chaud qu'avec la plus grande réserve, et de ne pas trop prolonger la durée du bain.

Balz (2) conseille les bains chauds ; mais il prescrit de diminuer leur température d'une manière insensible, jusqu'à ce qu'on ait successivement accoutumé les enfans à supporter l'impression des bains froids.

Les bains froids doivent être rejetés. Ce moyen

---

(1) *De Pertussi*, in-8°. Edimb., 1772.
(2) *In Museum der Keilkunde* IV, B, p. 109.

nous semble dangereux dans le plus grand nombre des cas, et il n'est indiqué ni dans aucun des temps de la maladie, ni dans aucun des états de la température.

Quant aux bains de drèche et aux bains aromatiques vantés par Lœbenstein dans le dernier stade, nous les croyons inutiles. Nous répéterons encore que dans cette période de la maladie aucun remède ne doit être administré, et il serait contraire à la raison de rapporter la cure de la coqueluche à l'un ou à l'autre de ces remèdes.

VINGT-TROISIÈME OBSERVATION.

« Un enfant de trois ans (1), eut, vers le commencement de novembre, une ophthalmie qui se dissipa bientôt ; elle fut remplacée par les symptômes suivans : toux sèche avec douleur épigastrique, anxiété, respiration génée et bruyante, gonflement de la face, langue rouge, un peu de soif, pouls fébrile, abdomen légèrement gonflé et douloureux.

Il entra à l'hôpital le 20 novembre ; la toux avait pris le caractère de la coqueluche ; le pouls

----

(1) Th. Guib., ouv. cité, pag. 247.

était fréquent, la respiration accélérée, les crachats sanguinolens (trois sangsues sur la poitrine, pédiluve synapisé). Le 21 et le 22, même état; quintes de toux fréquentes, rougeur de la face, fièvre, respiration embarrassée, thorax sonore à la percussion (hydromel, juleps huileux, quatre sangsues à la poitrine). Le 23, augmentation des quintes ; fièvre, agitation, céphalalgie (un bain tiède). Le 24 et le 25, amélioration sensible; diminution des quintes (bain). Le 27 , fièvre, rougeur de la face, toux quinteuse, à intervalles rapprochés (trois sangsues à la poitrine). Les 28 et 29, nouvelle amélioration, peu de fièvre (six sangsues à la poitrine). Il n'y eut que deux quintes dans la journée du 30. La toux perdit bientôt son caractère convulsif et disparut entièrement. L'enfant sortit guéri le 10 décembre. »

Cette guérison est entièrement due au traitement anti-phlogistique et à l'usage des bains. Mais n'aurait-elle pas été abrégée, si , au lieu d'appliquer toujours les sangsues à la poitrine, on en eût posé aussi à la tête ? Les bains eussent alors agi avec plus d'efficacité et nous ne doutons pas que les saignées locales à la tête, en débarassant l'encéphale, n'eussent produit une amélioration plus prompte et plus facile, et il est probable qu'on n'eût pas été obligé d'en employer un aussi grand nombre sur la poitrine.

Dans cette observation, on s'est uniquement borné à combattre la phlegmasie; l'*être nerveux* n'a point occupé le médecin; les stimulans et les narcotiques ne sont pas venus contrarier les bons effets d'un traitement aussi simple que rationnel.

VINGT-QUATRIÈME OBSERVATION.

Un enfant de trois ans, fort, replet, d'un caractère irascible, présenta tous les prodromes de la coqueluche; on n'y fit aucune attention, et l'on ne réclama mes soins que lorsque les accès de cette maladie, qui durait depuis un mois, eurent pris un caractère convulsif très inquiétant. A l'époque ou je le vis, 4 mai 1819, il avait une légère irritation gastrique; la toux était continuelle, et de temps en temps elle était accompagnée de mouvemens convulsifs et d'un spasme fort long (diète, boissons pectorales, deux sangsues derrière chaque oreille, quatre à la partie supérieure de la poitrine). Le lendemain les symptômes sont calmés; cependant la toux

est vive, la peau sèche (bains tièdes); le soir
l'enfant est mieux; les quintes de toux conti-
nuent (deux sangsues derrière chaque oreille,
le soir un demi-bain tiède; le jour suivant, le
bain entier est administré, et ce moyen est employé pendant cinq jours). Les symptômes
décroissent, et la convalescence se déclare le
douzième jour.

On a pu voir avec quelle rapidité les phénomènes convulsifs ont été calmés par l'usage des
bains tièdes dont l'administration a été précédée
de saignées locales à la tête et à la poitrine. J'a-
voue qu'à cette époque je n'étais pas rassuré sur
l'issue du bain dans l'usage duquel j'avais cependant de la confiance.

PÉDILUVES.

Mes idées sont depuis long-temps affermies
relativement à l'efficacité des pédiluves, et je ne
balance pas à dire qu'après les saignées, les pédiluves tiennent, selon moi, le premier rang dans
le traitement de la coqueluche. C'est parce que
leur action dérivative est momentanée, qu'elle
doit être souvent provoquée : elle est, d'ailleurs,
appropriée à l'irritation cérébrale ; mais pour re-

tirer de ce moyen l'avantage qu'on a le droit d'en attendre, il faut ne le mettre en usage que lorsqu'on a combattu, par des saignées locales, l'irritation du cerveau et celle des bronches. On peut, dans quelques circonstances, remplacer les pédiluves par des cataplasmes émolliens et très-chauds dont on enveloppe les pieds et la partie inférieure des jambes du malade. Ces cataplasmes, qui doivent être souvent renouvelés, entretiennent une excitation salutaire. C'est sans doute dans la même intention que Buchan (1) conseille d'appliquer à la plante des pieds un onguent fait avec partie égale d'ail et de graisse de porc ; mais ce topique a l'inconvénient d'irriter fortement les pieds, d'y produire une vésication, et cette vive irritation peut rallumer la phlegmasie, si elle a déjà été combattue, ou l'accroître si elle n'est pas apaisée.

Ozanam conseille d'employer les pédiluves sinapisés dans la seconde période de la coqueluche. Nous les avons souvent mis en usage ; mais, dans bien des cas, nous leur avons préféré les pédiluves simples ; et ceux qui nous ont paru produire un effet plus avantageux étaient composés d'eau et de vinaigre, partie égale, et à une

____

(1) *Médecine domestique.* Londres, 1772.

température élevée. Dans quelques cas nous avons animé l'eau chaude avec l'acide muriatique. Il est en général utile de faire varier l'action des pédiluves. Donnés simple d'abord, on devra ensuite les rendre plus excitans, ou avec le sel, un peu de potasse, la farine de moutarde, l'acide muriatique, ou avec le vinaigre; et ce dernier moyen est celui que nous préférons.

APPLICATIONS SUR L'ÉPIGASTRE.

Les louanges que nous venons de donner aux pédiluves, et qu'ils méritent par leur efficacité, ne peuvent être accordées à certains médicamens que plusieurs médecins ont conseillé d'appliquer sur l'épigastre, quoiqu'ils disent en avoir obtenu beaucoup d'avantages.

Frédéric Hoffman, cherchant à calmer les spasmes, faisait frictionner la région de l'estomac avec un onguent volatil. Manning (1) y ajoutait des cantharides. Lœbenstein se servait d'esprit de lavande, de l'huile de caïaput et de la teinture de cantharides. Hannes mettait un cataplasme fait avec un mélange de quinquina et de castoréum délayés dans du vin chaud. Home,

____

(1) *Voyez* Marcus, ouv. cité.

au contraire , faisait faire des frictions avec un onguent émollient.

Delavallée (1) dit avoir obtenu des succès en appliquant sur l'épigastre des compresses trempées dans l'eau froide. Un médecin de Milan , dit Ozanam , nous a assuré avoir réussi à arrêter la coqueluche à son début , par des boissons à la glace et des applications également froides sur la région épigastrique. Nous n'avons pas eu occasion de tenter ce moyen.

Ces applications, dont on vante les bons effets, n'ont jamais été employées seules , et par conséquent nous ne pouvons nous assurer de leur efficacité dans le traitement de la coqueluche Nous pensons que des frictions faites avec un onguent émollient ne peuvent pas nuire; mais pourquoi mettre en usage un médicament dont l'action est nulle ?

Quant aux applications froides, nous ne les avons pas tentées; mais les succès que rapportent ceux qui en sont partisans ne sont constatés par aucune observation , et nous ne voyons pas, d'ailleurs , que cette réfrigération puisse être avantageuse; au contraire, nous pensons qu'elle

______

(1) *Journal de Médecine , etc.,* tom. XXVIII.

peut augmenter la toux en agissant sympathiquement sur la membrane muqueuse des poumons.

Si nous voulions maintenant continuer d'examiner, comme nous venons de le faire, les autres moyens qui ont été essayés contre la coqueluche, nous rendrions, sans plus de fruit, ce
chapitre aussi long que fastidieux. Le lecteur,
déjà fatigué sans doute, de voir combien ont été
vaines les tentatives qu'on a faites, ne suivrait
qu'à regret l'énoncé de si déplorables essais. A
quoi servirent le sperme de baleine, le sirop de
corail, la graisse de chien de mer? Quels avantages pouvait on retirer, dans le traitement d'une
maladie inflammatoire, de la noix vomique, de la
vanille, de la poudre de valérianne, de l'huile
d'ambre, des excitans volatils? Quels secours de-
vait-on attendre du suc de cloportes, de la racine
d'aunée, de l'éther nitrique, de l'huile de camo-
mille, de la décoction de pissenlits? Quel praticien
donnerait aujourd'hui une confiance entière au
goudron, à la liqueur de corne de cerf succinée, à
la poudre de Mynsicht, à la racine de poligala,
à la douce amère, à l'extrait de pulsatille? Je
passe sous silence les formules compliquées où
sont entassées des substances hétérogènes, véri-

tables monstruosités sorties des creusets de l'alchimie, après avoir échappé à la réforme de la polypharmacie galénique.

En faisant l'examen des moyens employés contre la coqueluche, nous avons eu l'intention ;

1°. D'établir de nouvelles preuves, tirées de la pratique de certains médecins, pour appuyer la théorie que nous avons adoptée ;

2°. De faire voir l'inutilité ou le danger de la plupart des moyens dont on a tenté l'usage contre la toux convulsive ;

3°. D'apprécier, à leur juste valeur, les éloges qu'on a donnés à ces moyens, et le blâme dont ils ont été l'objet ;

4°. De démontrer l'utilité de ceux dont une expérience raisonnée a constaté l'efficacité ;

5°. Et de simplifier, autant qu'il est possible, la thérapeutique d'une maladie dont la ténacité a presque toujours été en rapport direct avec les efforts qu'on a faits pour la vaincre.

Mais pour arriver à ces résultats, il était nécessaire de consacrer à cet examen un chapitre où pussent être réunies les raisons qui ont motivé nos précédentes assertions et les motifs qui ont dirigé notre jugement. Il fallait présenter, en peu de mots, les opinions des auteurs, les discuter avec méthode et impartialité, et s'assurer surtout si elles s'accordaient avec la théorie qu'ils avaient adoptée et les faits qu'ils ont rapportés.

Si nous avions suivi une autre marche que celle que nous venons d'indiquer, si nous avions rejetté ou admis, sans examen, les méthodes proposées et les nombreux moyens qui ont été employés contre la coqueluche, on nous aurait sans doute reproché d'avoir mis trop de précipitation dans notre jugement, et d'avoir forcé l'opinion du lecteur au lieu de l'éclairer. Dira-t-on que nous avons discuté trop longuement, que la plupart des moyens que nous avons rappelés devaient être livrés à un éternel oubli ? Du moins, d'après les motifs que nous avons donnés pour justifier la longueur de ce chapitre, ce reproche, si nous l'encourons, portera son excuse avec lui.

TRAITEMENT DE LA COQUELUCHE.

Les préceptes de thérapeutique, qui ne sont établis, ni sur la nature du mal, ni sur le siége qu'il occupe dans l'organisme, présentent presque toujours autant de difficultés dans leur application, que d'incertitude dans leurs résultats. Que se propose, en effet, le médecin qui n'a point approfondi ces importantes questions, et dont les idées théoriques sont demeurées vacillantes et indéterminées? Connaît-il le but vers lequel tendent tous ses efforts? Soupçonne-t-il même la véritable route qui y conduit? Quel guide suivra-t-il dans le chemin difficile et glissant de la pratique? S'il se livre à l'empirisme, combien de tatonnemens infructueux, d'épreuves douteuses ne fera-t-il pas, à combien de médications hasardées n'aura-t-il pas recours, avant de parvenir à un résultat avantageux? S'il fait *la médecine du symptôme*, combien de fois ne lui arrivera-t-il pas de combattre des épiphénomènes, sans songer à tarir la source d'où ils découlent ? s'il est trop confiant dans *les forces de la nature*, quel temps précieux ne perdra-t-il pas à calculer et à attendre les jours incertains et les capricieux efforts des crises, et quels regrets ne devra-t-il pas avoir si des acci-dens qu'il n'avait pas prévus viennent faire éva-nouir les flatteuses espérances dont il s'était bercé ?

Oui, sans doute, quelques médecins, parmi ceux qui ont vieilli dans la pratique et qui sont parvenus à *lasser* leur mauvaise fortune, ont enfin, au bout d'une longue carrière, trouvé cette as-surance, ce coup-d'œil, ce *tact médical* qui pro-mettent et donnent des succès. Mais à quel prix ont-ils acquis cette expérience qui les distingue de la foule d'hommes à qui les erreurs passées et les fautes nombreuses ne servent jamais de leçon ? Qu'ils soient de bonne foi et qu'ils nous disent, si des souvenirs pleins d'amertume ne viennent pas quelquefois se mêler à la satisfaction qu'ils éprou-vent ? Ils avoueront que les obstacles qu'ils ont si péniblement franchis, que les erreurs qui ont si long-temps enchaîné leur jugement, que les fautes qu'ils ont faites, et qui ont si souvent appelé leurs méditations, enfin que les incertitudes qu'ils ont vaincues, provenaient de la fausse théorie qu'ils avaient adoptée, des préjugés dont on avait aveuglé leur raison, des systèmes erronés qu'ils ont suivis, et des préceptes vagues et incertains dont ils ont vainement tenté l'application raisonnée au corps de l'homme malade.

Si, accoutumés de bonne heure à rechercher les causes des maladies, non dans des rapports imaginaires, mais dans l'action plus ou moins excitante des modificateurs, les médecins qui nous ont précédé avaient saisi les innombrables nuances des modifications organiques; si, plus familiarisés avec l'anatomie et la physiologie, ils avaient mieux connu l'action des organes, les influences qu'ils exercent réciproquement les uns sur les autres, les rapports qui les lient; si, plus exercés à déterminer dans l'économie la partie dont la souffrance dérange l'action de toutes les autres parties, ils avaient fixé leur attention sur ce point important de physiologie médicale; si enfin, moins confians dans des remèdes nombreux et compliqués, ils avaient compris que la thérapeutique la plus simple est presque toujours aussi la plus efficace, il est probable que le diagnostic des maladies serait aujourd'hui établi sur des bases solides. Le siége de chacune d'elles et la nature qu'elles affectent seraient mieux connus, et, guidés sûrement par ces connaissances positives et indispensables, le champ de la pratique serait cultivé avec fruit, long-temps avant que l'heure tardive de l'expérience ne fût arrivée. Nous faisons des vœux pour que les recherches auxquelles les médecins de notre époque se livrent soient continuées avec le même zèle et le même bonheur. Déjà la science en a recueilli des fruits abondans ; le diagnostic acquiert chaque jour un nouveau degré de certitude, la médecine une simplicité digne des temps antiques de l'art de guérir.

Nous essayerons d'appliquer au traitement de la coqueluche les principes que nous avons exposés dans le courant de cet ouvrage. Déjà le lecteur a pu remarquer ce qui reste de ces méthodes thérapeutiques, tour à tour si vantées et si décriées. D'après la théorie que nous avons développée, la méthode que nous allons tracer doit être simple, uniforme ; elle doit embrasser tous les cas, depuis les plus légers jusqu'aux plus graves, et l'unité de traitement doit être constamment observée.

Nous divisons, en trois sections, le traitement de la coqueluche.

La première comprend le traitement préservatif;

La deuxième, le traitement des accès de coqueluche;

La troisième, le traitement des maladies qui
compliquent cette affection.

TRAITEMENT PRÉSERVATIF DE LA COQUELUCHE.

L'application méthodique des règles de l'hygiène au corps de l'homme suffit souvent pour diminuer ou rendre nulle l'action des causes de maladies. Faire connaître ces règles et indiquer l'usage que l'on doit faire des matières hygiéniques, c'est donc tracer le traitement préservatif de presque toutes les affections. Quelquefois des médecins proposent aussi, comme préservatifs, des moyens pharmaceutiques ou chirurgicaux ; mais ils sont rares, incertains, ou bien l'expérience n'a point encore parlé en leur faveur.

Puisque la coqueluche est toujours précédée de la bronchite, puisque l'irritation encéphalique donne à la toux de la bronchite le caractère convulsif qui constitue et caractérise la coqueluche, éloigner des individus toutes les causes qui peuvent donner lieu à la bronchite et aux diverses nuances dont elle est susceptible, la traiter convenablement lorsqu'elle existe, et prévenir tout ce qui peut exciter l'irritation, la congestion encéphalique, c'est établir le traitement préservatif de la coqueluche. Il se compose donc :

1°. Des précautions à prendre pour éviter la bronchite ;

2°. Du traitement de la bronchite simple et des variétés de cette affection ;

3°. Des précautions à prendre pour empêcher que l'irritation encéphalique ne se joigne à la bronchite.

1°. PRÉCAUTIONS A PRENDRE POUR ÉVITER LA BRONCHITE.

Il faut se préserver de tout ce qui peut produire un refroidissement subit de quelques parties du corps, habituellement couvertes et ordinairement garanties des variations brusques et rapides de la température atmosphérique. Le refroidissement des pieds, des bras, de la nuque, de la poitrine, occasioné souvent la bronchite; les exercices poussés trop loin, les chants, les cris en plein air, sont encore des causes qui donnent fréquemment lieu à cette maladie. Une boisson froide ou à la glace, prise lorsque le corps est en sueur; l'averse d'une pluie froide reçue dans la même circonstance; des promenades faites le soir ou le matin de très-bonne heure, dans un pays humide, près de lacs, de rivières dont les bords sont boisés, dans des lieux où les rayons du soleil ne pénètrent que rarement ; l'usage de vêtemens d'un tissu mince et léger dans une saison où les variations du chaud au froid sont fréquentes et subites, peuvent aussi donner lieu à la bronchite.

Comme il est facile d'éviter l'action de toutes ces causes, nous croyons inutile d'indiquer ici les moyens que l'on doit employer pour se préserver de leurs influences.

2°. TRAITEMENT DE LA BRONCHITE SIMPLE ET DES VARIÉTÉS DE LA BRONCHITE.

Ce n'est pas toujours dans l'intention de prévenir les accès de coqueluche que le médecin cherche à calmer les symptômes de l'irritation bronchique ; 1° parce que la toux convulsive peut ne pas se montrer dans un pays où la bronchite est fréquente et même grave ; et 2° parce que lors même que la coqueluche existe avec quelque intensité, dans une ville ou un canton, on ne voit point les phénomènes convulsifs compliquer la toux de la bronchite chez tous les individus qui sont atteints de cette maladie. Lorsque la coqueluche est sporadique, la bronchite peut donc ne pas fixer l'at-

tention du praticien ; mais il doit, au contraire,
empêcher son développement quand la toux
convulsive, devenue épidémique, croît en intensité, et étend au loin ses ravages.

Le traitement de la bronchite doit varier suivant le degré de l'irritation, l'âge, l'idiosyncrasie des malades, et les complications.

Si l'irritation est violente, la fièvre forte, la
chaleur considérable, si la toux est fatiguante,
vive, fréquente, il faut appliquer des sangsues
au-dessus de la partie moyenne du sternum, ou
au-dessous des clavicules ; cette saignée doit être
proportionnée à l'âge du sujet. En général, on
ne doit pas appliquer plus de huit ou dix sangsues à la fois chez les enfans de l'âge de cinq à
dix ou douze ans, et plus de six chez les enfans
plus jeunes. Il vaudrait mieux renouveler la saignée que de n'en faire qu'une trop copieuse.
D'ailleurs, si des circonstances graves obli-
geaient de la prolonger, on appliquerait d'abord
le nombre de sangsues que nous venons d'indiquer, puis trois ou quatre sangsues lorsque les
premières seraient tombées, et on continuerait
ainsi jusqu'à ce que l'on crût nécessaire d'arrêter
l'écoulement du sang. Cette saignée modérée et
prolongée est très salutaire ; le sang coule en pe-

tite quantité à la fois ; les vaisseaux capillaires se dégorgent lentement, sans que le malade en éprouve un grand affaiblissement.

Dans la plupart des cas, cette succession d'applications de sangsues sur la même partie, jusqu'a la disparition des phénomènes inflammatoires, est très-rationnelle et procure des guérisons inespérées. J'ai surtout, avec beaucoup d'avantage, employé contre l'encéphalite cette *saignée permanente*, à l'exemple de M. le professeur Gama, qui est le premier qui ait indiqué ce mode de saignée, et qui en ait fait une si juste et si heureuse application (1) dans le traitement de cette maladie chez les adultes affectés de plaies de tête et de commotion cérébrale. Qu'il nous soit permis d'examiner les effets physiologiques de cette saignée locale. Les plaies produites par les sangsues déterminent dans la partie qui en est couverte une irritation qu'augmente encore leur succion ; cette irritation légère, mais multipliée, représente assez bien les phénomènes si laconiquement indiqués par l'aphorisme :

---

(1) *Mémoires sur les plaies de la tête et sur l'encéphalite qui leur est consécutive;* par M. Gama, D. M., t. xx, 1 vol in-8. Paris, 1826. *Extrait des Mémoires de médecine, de chirurgie et de pharmacie militaire.*

ubi stimulus, *ibi affluxus*. En effet, la partie couverte de sangsues est un centre de fluxion qui y appelle le sang avec d'autant plus d'énergie, que les vaisseaux se dégorgent continuellement des fluides qui leur arrivent de toutes les parties voisines ; aussi voit-on que la partie blessée par les sangsues se tuméfie, devient plus rouge, se tend et semble répéter l'action morbide qui a lieu dans l'organe malade, contre lequel la saignée locale est dirigée. Cette partie couverte de sangsues peut être considérée comme un nouvel organe qui détourne de l'organe irrité une portion du sang qui l'engorge ; elle éprouve artificiellement le phénomène irritatif qui a lieu dans le tissu malade. Mais les avantages de la saignée locale deviendraient nuls si l'écoulement du sang ne persistait pas à la chûte des sangsues ; l'irritation qu'elles auraient produite augmenterait celle de l'organe enflammé, surtout si les parties qui l'environnent étaient de nature à se laisser pénétrer par une grande quantité de sang, parce que, dans ces cas, la déplétion sanguine ne balancerait pas l'irritation produite par lespiqûres des sangsues, et que la partie qui en aurait été couverte ne serait plus, pour l'organe malade, un *diverticule* assez actif, assez puissant. C'est d'après ces principes que nous nous conduisons lorsque le cas exige que nous prescrivions des saignées prolongées chez les enfans. D'ailleurs l'expérience apprend qu'on doit éviter de faire éprouver aux enfans malades une perte copieuse de sang, dans un temps donné. Si des circonstances graves et pressantes exigent une déplétion considérable des vaisseaux capillaires, il vaut mieux recourir à la *saignée permanente*, comme nous l'avons indiquée, que d'appliquer à la fois un trop grand nombre de sangsues.

Les saignées locales suffisent presque toujours, à moins que des symptômes très-intenses de pneumonie n'obligent à sortir de la règle commune.

Nous ne sommes pas aujourd'hui dans l'habitude, au moins en France, de pratiquer la saignée de la veine chez les enfans. Cependant, lorsque le sujet est fort, robuste, que son idiosyncrasie est sanguine, et que la bronchite s'annonce avec véhémence, on ne doit pas balancer à ouvrir la veine avant de faire des saignées locales.

L'âge de l'enfant ne doit pas arrêter le praticien dans l'emploi de la saignée générale ; seulement il faut qu'elle soit modérée si le malade est très-jeune. L'exemple des médecins qui nous ont

précédés doit nous encourager à secouer le préjugé qui, aujourd'hui, rend les praticiens trop
timides dans l'usage de la saignée générale chez
les jeunes enfans.

Forestus appelle grossière l'erreur où se trouvaient plusieurs médecins qui craignaient de pratiquer la saignée générale chez les enfans. Guy-
Patin a fait saigner deux fois *un de ses petits garçons*, âgé de trois mois (1). « On ne doit pas être
surpris, dit Sydenham, que je recommande la saignée pour les petits enfans ; l'expérience m'a appris qu'on peut les saigner avec autant de sûreté
que les adultes. La saignée leur est même si nécessaire, ajoute ce judicieux auteur, qu'il est
impossible sans cela de remédier comme il faut à
la péripneumonie dont nous avons parlé et à quelques autres symptômes qui leur arrivent (2). »
Pujol dit que lorsque le danger est pressant il
faut en venir *aux grands anti-phlogistiques* et ne
pas craindre l'usage de la saignée, même dans la
plus tendre enfance (3). Ce précepte a été suivi
par un grand nombre de médecins.

---

(1) *Lettres à Spon*, t. 1, p. 54.

(2) Ouv. cité, p. 182.

(3) *OEuvres de médecine - pratique* d'Alexis Pujol,
t. 1er, p. 145, édition de Boisseau, in-8°. Paris, 1823.

Je ne balance donc pas à conseiller d'ouvrir la veine, quel que soit l'âge de l'enfant, si une bronchite très-intense ou une pneumonie se montre avec des symptômes graves. J'ai lieu de regretter de n'avoir pas employé la saignée générale dans un cas où les saignées locales auraient certainement eu un effet avantageux, si je les avais fait précéder d'une saignée du bras. Chez les adultes la saignée générale devient indispensable.

Après les saignées locales, on fait baigner les pieds et les jambes du malade dans de l'eau très-chaude ; mais on ne doit pas y laisser les jeunes enfans plus de cinq ou dix minutes. Dans aucun cas, le pédiluve ne doit être prolongé. Aussitôt qu'il a déterminé une excitation des parties qui sont baignées, son effet est produit. Il faut répéter ces bains plusieurs fois dans la journée, et lorsque l'irritation bronchique est modérée, il convient de les animer avec un peu de potasse, du deuto-chlorure de sodium, ou du vinaigre. Ce dernier moyen m'a toujours paru être plus efficace que tous les autres.

Si le malade est abattu, si la face est rouge ou très-pâle, si les yeux sont vifs, brillans, les conjonctives colorées d'un jaune-rougeâtre, s'il éprouve de la céphalalgie, ou seulemeut une pe-

santeur à la tête ; si la parole est brève , s'il paraît très-agité ou s'il est plus tranquille qu'à l'ordinaire ; si surtout il a de l'assoupissement, il faut
appliquer quelques sangsues derrière les oreilles
ou sous les angles de la mâchoire, ou mieux au
front , aux tempes, en même temps qu'on en
pose sur les régions que nous avons indiquées.
Cette saignée, faite à la tête, est, comme nous
l'avons déjà dit, très-efficace, et ce serait s'exposer à de graves accidens que de l'omettre ;
d'ailleurs, les circonstances présentes se trouvent en harmonie avec la théorie que nous avons
exposée, et font une loi de suivre le précepte
que nous venons d'établir. Si la coqueluche est
épidémique , il devient encore plus urgent de le
mettre en pratique, parce que, dans ce cas, la
bronchite , même légère, passe à l'état de coqueluche par l'irritation secondaire de l'encéphale.
Le praticien ne saurait trop veiller à préserver
d'irritation l'organe encéphalique des enfans chez
qui le système cérébro-spinal est si irritable. Chez
les enfans très-jeunes , chez ceux qui sont tourmentés par la dentition, ou que l'on a sevrés
depuis peu de temps, les irritations cérébrales
sympathyques doivent être immédiatement combattues.

Il est toujours avantageux de débarrasser les gros intestins des matières fécales qui y sont accumulées; c'est pour remplir cette indication que l'on doit prescrire aux malades des demi-lavemens faits avec une décoction émolliente.

Il importe aussi de préserver les organes des excitations qu'ils pourraient recevoir, et de ne point forcer quelques-uns d'entr'eux à une action qui puisse les stimuler. Cette stimulation, si surtout elle a lieu sur le système gastrique, est bientôt partagée par tous les autres appareils. Celui dans lequel se trouve l'organe malade en reçoit la plus grande partie, ou plutôt, à raison de son extrême irritabilité, il en éprouve presqu'entièrement tous les mauvais effets. Il faut donc obliger le malade au repos, et lui imposer une diète sévère.

En introduisant dans l'économie des liquides mucoso-sucrés, chargés de calorique, on calme l'irritabilité des tissus, on favorise la sueur en excitant l'action de la peau. Les boissons qui remplissent ces deux indications, sont les infusions de violettes, de coquelicot, de fleurs de mauve; de bouillon blanc; les légères infusions de fleurs de sureau, de bourrache, de buglosse; les décoctions de racines de guimauve, édulcorées avec le miel blanc, les sirops de gomme, de guimauve, de capillaire. Ces boissons doivent être données chaudes, en petite quantité à la fois et à des intervalles d'abord très-rapprochés, et ensuite plus éloignés, si la peau se couvre de sueur, ou est disposée à la transpiration.

Il est très-convenable de préserver la poitrine et le cou de l'impression de l'air, d'exciter légèrement la peau de ces parties. C'est pour remplir cette double indication qu'on devra appliquer sur le cou et la poitrine des flanelles trempées dans une décoction de guimauve ou de graine de lin chaude, après les avoir tordues. Ces flanelles seront renouvelées toutes les fois qu'elles se sécheront, et on aura soin d'en avoir d'autres toutes prêtes pour éviter qu'un air frais ne frappe la poitrine humide.

Si l'irritation est très-vive, si l'enfant est très-jeune, on pourrait craindre que les flanelles ne se refroidissent trop tôt, ou que le malade ne pût les conserver toujours sur les lieux où elles sont appliquées. Dans ce cas, on peut employer les cataplasmes émolliens, réappliqués avec les précautions que j'ai indiquées pag. 247.

Si l'irritation bronchique est légère, l'application des sangsues à la poitrine est inutile; mais, dans ces cas, il faut répéter plus souvent l'emploi des pédiluves, et les rendre même irritans après les premiers jours. J'ai souvent prescrit avec beaucoup d'avantage jusqu'à cinq ou six bains de pieds dans la même journée. Les demi-bains pourront être aussi employés; ils deviennent surtout très-utiles lorsqu'il existe de la constipation, que la peau est sèche et que la température est froide et humide. Cependant, lorsque la coqueluche est épidémique, le praticien ne doit plus se fier à ces moyens secondaires, parce que, alors, une bronchite légère peut revêtir bientôt les caractères de la toux convulsive, si la saignée locale a été omise. Dans ce cas, et surtout chez les jeunes enfans, il doit les appliquer à la tête, en réitérer l'application, si les circonstances l'exigent, et en poser en même temps sur la poitrine, si la toux persiste.

Le médecin doit aussi prendre en considération la saison pendant laquelle la bronchite se déclare, et régler sur elle l'énergie des moyens qu'il emploie pour la vaincre. Si donc la bronchite a lieu à la fin de l'automne, il doit insister sur tous les moyens qui sont propres à la faire disparaître promptement, dût-il même affaiblir le malade par des applications réitérées, mais ménagées, de

sangsues. L'abaissement de la température pourrait prolonger la toux, et, si celle-ci n'était pas
vaincue, amener immédiatement la coqueluche.

Au contraire, à la fin du printemps, les beaux
jours qui succèdent aux jours brumeux de l'hiver, la chaleur douce et fécondante qui se fait
sentir, lui donnent l'espoir de voir bientôt cesser
la toux de la bronchite ; il peut même es-
pérer, avec quelque raison, que les accès de coqueluche seront modérés et de peu de durée. Il
lui est donc permis, dans ce cas, de ne pas autant insister que dans l'hiver sur les moyens
débilitans qu'il emploie, et de ne pas répéter
aussi souvent les applications de sangsues.

Le traitement de la trachéo-bronchite et des
nuances variées de la bronchite ne diffère pas
de celui que nous venons de faire connaître. En
suivant avec exactitude les préceptes que nous
venons d'établir dans le traitement de la bronchite simple, de la trachéo-bronchite et de la
bronchite compliquée d'irritation légère de l'encéphale, en éloignant surtout tout ce qui peut
favoriser ou augmenter l'irritation bronchiale et
l'affection du cerveau, on voit promptement
cesser cette maladie. Il est même probable que
la toux convulsive ne se montrera pas, si le pra-

ticien a convenablement combattu l'irritation encéphalique. Du moins, si pendant la durée d'une
épidémie , ou dans plusieurs autres circonstances, cette méthode ne réussit pas toujours à
empêcher l'apparition de la toux convulsive, nous
avons la certitude qu'elle la rendra moins pénible pour le malade, et qu'elle abrégera la durée de ses symptômes.

3°. DES PRÉCAUTIONS A PRENDRE POUR EMPÊCHER
QUE LA BRONCHITE NE SE TRANSFORME EN CO-
QUELUCHE.

Quoique nous ayons reconnu avec plusieurs
auteurs que la contagion de la coqueluche n'est
rien moins que prouvée, cependant nous pensons
qu'il faut éloigner les individus que l'on en veut
préserver des lieux où règne épidémiquement
cette maladie : lorsqu'elle est intense et qu'elle
commence au printemps ou à l'automne, on
doit craindre de la voir étendre ses influences sur
presque tous les sujets qui se trouvent dans le
foyer de la cause morbide.

C'est surtout les enfans atteints de toux , de
bronchite , ceux qui sont tourmentés par la dentition, qu'il faut principalement éloigner de l'at-

mosphère morbide de la coqueluche ; déjà prédisposés à des maladies inflammatoires , ils seraient certainement atteints de la coqueluche si
on laissait agir sur eux l'action de la cause épidémique.

Puisque les accès de coqueluche ne se manifestent que lorsque la bronchite se complique de
l'irritation de l'encéphale , nous croyons qu'il est
rationnel de mettre au rang des moyens préservatifs de la toux convulsive, les pédiluves simples
ou légèrement irritans, mais fréquemment répétés, les demi-bains tièdes, les frictions sèches
et stimulantes sur les extrémités inférieures. Les
frictions d'huile chaude sur les jambes et les
pieds. Mais si la coqueluche avait un caractère
très-intense, si elle étendait rapidement ses ravages sur les habitans d'une contrée, il serait
convenable de joindre aux moyens dont il vient
d'être parlé quelques sangsues appliquées aux
tempes , au front, derrière les oreilles, sous
le menton ou sous les angles maxillaires.

TRAITEMENT DES ACCÈS DE COQUELUCHE.

Les secousses que les quintes de toux impriment à la tête sont souvent très-douloureuses, et, pour les éviter au malade, il faut relever la tête et les épaules, appliquer la main sur le front, l'aider dans la position qu'il prend de lui-même et qui paraît la plus commode ; extraire de temps en temps, avec le doigt ou un morceau de fanon de baleine recourbé en arc, les mucosités épaisses qui s'accumulent dans sa bouche. Darwin (1) recommande surtout, dans les quintes de toux, de ne mettre ni mouchoir, ni tout autre corps au-devant de la bouche, parce que la suffocation pourrait en résulter.

Lorsque les accès sont faibles et assez éloignés, il est tout-à-fait inutile de les combattre par des moyens énergiques. Un régime approprié à l'état du malade, l'usage des boissons mucilagineuses prises tièdes, les pédiluves chauds, simples ou animés, souvent répétés, un exercice peu fatiguant à l'air libre, hors le temps où l'atmosphère

______

(1) *Zoonomia*, t. iv, p. 258.

est humide et froide, quelques potions composées d'huile d'amandes douces mêlées à du sirop de gomme ou au sirop de sucre candi sont les seuls moyens qu'on doive employer. La coqueluche est alors très – légère : elle cesse d'elle – même. C'est dans cette sorte de coqueluche que les bons praticiens ont défendu toute espèce de médication.

Mais si les quintes de toux sont violentes et rapprochées, si pendant les accès la figure se gonfle, devient d'un bleu noirâtre, si les yeux sont saillans, que la tête soit lourde, douloureuse, il ne faut pas balancer à appliquer quelques sangsues derrière les oreilles, ou bien aux tempes, au front, aux pieds; il faut même répéter la saignée si la céphalalgie tourmente le malade; si la toux est vive, avec oppression, on doit aussi appliquer des sangsues à la poitrine. Les pédiluves sont ici d'un grand secours, il faut les répéter souvent. On entretient la liberté du ventre au moyen de lavemens émolliens ou en donnant des boissons légèrement laxatives. L'usage du lait, pour toute nourriture, est aussi très-convenable.

Dans le cas où le malade est disposé à la sécrétion muqueuse, lorsque des glaires abon-

dantes sont retenues dans les canaux de la respiration et menacent de les obstruer, si les accès
paraissent être rappelés par l'amas de ces glaires,
on peut administrer l'ipécacuanha, ou mieux encore, provoquer le vomissement avec le doigt
ou les barbes d'une plume : c'est le seul cas où
l'ipécacuanha est utilement employé.

Hippocrate recommande de faire changer de
lieux les individus qui ont contracté une maladie longue dans le pays où ils se trouvent. Il
est très rationnel de suivre ce précepte, et c'est
sans doute dans l'intention de s'y conformer que
la plupart des auteurs, et en particulier Forbes
et Mudge (1), ont répété ce salutaire conseil.
Faut-il, dans ce cas, examiner si les feuilles
des plantes sont bien colorées et d'un beau vert ;
si les fruits ont une odeur agréable, mûrissent
bien et promptement ; si les animaux y naissent
sains et vigoureux, s'ils y prospèrent et sont généralement d'une couleur vive (2). Ces précautions,
que recommande Oribase, nous paraissent inu-

____

(1) *Abhandlung vom catarrhalischen husteng, aus
dem engl uberstzt* ('Traité de la Toux catarrhale, etc.).
Leipzig, 1780.

(2) *Oribas., collect. oper. med.*, lib. IX.

tiles ; il faut seulement examiner avec soin si le pays où l'on a transporté l'individu que l'on veut guérir d'une coqueluche longue et rebelle n'est pas, par sa température et son exposition géographique, un lieu propre à alimenter la maladie, ou à la renouveler, si l'influence du voyage l'avait fait cesser.

VINGT-CINQUIÈME OBSERVATION.

Un enfant de huit ans était malade de la coqueluche depuis vingt-cinq jours ; les accès étaient violens. On avait employé beaucoup de moyens pour vaincre cette maladie. C'était au mois d'avril 1822 : la coqueluche attaquait un assez grand nombre d'enfans ; il y en avait cinq qui étaient atteints de cette maladie dans la même maison. Je conseillai de cesser toute espèce de médication et d'envoyer à la campagne l'enfant pour lequel j'étais consulté. Il alla à douze lieues de Paris. La mère qui l'avait accompagné ne tarda pas à m'écrire que, depuis son arrivée, les quintes de toux étaient moins violentes, moins fréquentes aussi, et quelques jours après, elle m'annonça qu'elles avaient entièrement cessé.

Odier, dont les vues pratiques étaient en gé-

néral si justes et si étendues, recommande fortement, comme un moyen efficace, de faire changer d'air les enfans atteints de coqueluches qui se
sont montrées rebelles aux méthodes mises en
usage pour les combattre. Si les enfans sont à la
campagne, il conseille de les envoyer dans une
ville ; à la campagne, au contraire, s'ils habitent
la ville. N'a-t-on pas souvent remarqué, dans
les maladies chroniques, que le voyage était à
peine commencé que déjà les malades se trouvaient mieux, et que la maladie décroissait d'une
manière surprenante ? Dans ces cas, ce n'est pas
parce que le malade, en sortant du lieu où il a
contracté la maladie, respire un air plus salubre,
qu'il ressent si promptement les heureux effets
du voyage, mais bien sans doute parce que l'espoir l'accompagne, que la dissipation occupe son
esprit, et que de nouvelles impressions plus rian-
tes, plus consolantes, viennent produire d'heureuses révulsions.

D'autres auteurs ont cru remarquer que des
promenades en bateaux ou en voitures bien sus-
pendues diminuaient quelquefois le nombre et la
violence des accès de coqueluche. On cite comme
très-favorable l'habitation d'un moulin dont la
mécanique est mise en mouvement par le vent.

Willis a recommandé ce moyen, et Odier dit l'avoir employé avec avantage.

Il serait imprudent sans doute d'exposer les enfans atteints de coqueluche à un air froid et vif, plus imprudent encore de les retenir pendant long-temps sous les influences fâcheuses d'un froid humide, d'une brume épaisse ; mais si le temps est serein, quoique froid, si la température est sèche et tempérée, il y aurait de l'inconvénient à les priver d'exercice à l'air libre. S'ils sont bien vêtus, quelques promenades a pieds ne peuvent être que très-favorables. Qu'on ne suive donc pas l'exemple de ces mères de famille qui s'alarment de tout, et dont la tendresse mal dirigée expose plutôt qu'elle ne conserve la santé de leurs enfans : en les enfermant dans un appartement échauffé, ils deviennent très-impressionnables aux influences de l'air, et chez eux, par cette raison sans doute, la bronchite est très-fréquente.

Les enfans atteints de coqueluche doivent être chaudement vêtus afin qu'ils puissent supporter les changemens qui surviennent dans la température. Je me suis toujours bien trouvé d'avoir conseillé de leur faire mettre sur la peau une chemise ou un gilet de flanelle. Les promenades

en plein air, loin de nuire, sont salutaires, si
on a la précaution de ne pas exposer de suite à
l'air froid les enfans qui sont restés quelque temps
dans un appartement chaud.

Si l'exercice modéré est très-utile aux enfans
atteints de coqueluche, les mouvemens violens,
tels que les sauts, les danses, la course, sont
nuisibles parce qu'ils provoquent les accès.

Que l'individu atteint de coqueluche se cou-
che de bonne heure ; qu'il soit assez couvert
dans son lit pour ne pas sentir les différens
changemens de température qui ont lieu pendant
la nuit. J'ai coutume de recommander de faire
prendre à l'enfant, en le mettant au lit, soit du
lait sucré chaud, soit de l'eau chaude très-sucrée.
Ces liquides, bus peu de temps avant le sommeil,
amènent une légère transpiration et calment les
accès de toux. On doit veiller à ce que le malade conserve de la chaleur aux pieds ; le froid
de ces extrémités suffit souvent pour donner lieu
au retour des accès. Dans ce cas, il faut rappeler la
chaleur par des pédiluves ; on entretient ainsi
une action dans les membres inférieurs, et cette
action devient un puissant dérivatif de l'irritation
des bronches et de l'encéphale.

Nous avons déjà parlé de l'influence du régime, nous renvoyons le lecteur à ce que nous avons dit page 239 ; nous le regardons comme un des plus puissans auxiliaires dans le traitement de la coqueluche.

Il importe beaucoup de ne pas contrarier les malades, d'éviter tout ce qui pourrait leur donner de l'impatience, de la colère, parce que la moindre contrariété renouvelle les accès.

Ces détails pourront paraître minutieux à ceux qui ne savent opposer aux maladies que des remèdes pris dans les officines de pharmacie; mais les praticiens expérimentés qui ont fait une étude spéciale de l'hygiène, appliquée à la thérapeutique, nous sauront peut-être quelque gré de les avoir décrits. D'ailleurs, en le faisant, nous avons cru être utile aux jeunes médecins qui s'essayent dans la pratique de la médecine.

TRAITEMENT DES COMPLICATIONS.

L'irritation gastrique complique souvent la coqueluche. Elle retarde la guérison de cette maladie. Il faut combattre cette irritation aussitôt qu'elle se montre. L'application de quelques sangsues à l'épigastre est indiquée. Si la céphalalgie l'accompagne, il faut poser des sangsues à la tête. La diète la plus sévère doit être imposée aux malades jusqu'à la disparition complète des symptômes gastriques.

Si l'inflammation de l'encéphale ou des méninges vient compliquer la coqueluche, le cas devient extrêmement grave et le praticien ne saurait trop se hâter de le combattre par tous les moyens que l'art prescrit d'employer dans cette circonstance. Les enfans d'un âge tendre offrent fréquemment cette complication : elle est presque toujours funeste.

Dans des cas semblables, des sangsues appliquées successivement au front, aux tempes, derrière les oreilles, à la base du crâne, ont été très-avantageuses, et nous ne balançons pas à donner le conseil d'employer cette *saignée permanente* contre l'encéphalite primitive. Nous pensons aussi que l'ouverture de la veine jugulaire, ou la section de l'artère tempérale sont très-efficaces ; mais ce n'est pas le lieu de rapporter ici des observations en faveur de ce dernier moyen, qui ne nous paraît pas avoir assez fixé l'attention des médecins.

La pneumonie exige aussi une grande attention de la part du médecin : la saignée du bras, l'application de sangsues sur la poitrine, les fomentations émollientes, la diète la plus absolue, l'usage des boissons pectorales, adoucissantes, doivent être employés avec méthode et énergie. C'est à cette complication, méconnue ou mal traitée, que l'on doit les toux rebelles qui suivent la guérison de la coqueluche, la pneumonie chronique et la dégénérescence tuberculeuse des poumons, la phthisie enfin.

La pleurésie, moins commune que la pneumonie, exige aussi un traitement actif.

Le croup est une complication très-fâcheuse ; nous ne croyons pas devoir rappeler ici le traitement qui convient à cette cruelle maladie ; l'ouvrage que nous avons consacré à l'histoire de cette affection renferme des détails pratiques qui seraient déplacés dans celui-ci.

La complication de la trachéite n'exige pas un traitement particulier.

Lorsque la coqueluche est compliquée de fièvre intermittente, on peut tenter l'emploi du sulfate de quinine, si des symptômes d'irritation ne contr'indiquent pas l'usage de ce médicament.

Presque toujours plus graves que la coqueluche, les complications dont nous venons de parler doivent être énergiquement combattues, comme si la coqueluche n'existait pas. Elles deviennent les maladies principales, et le danger qu'elles présentent doit constamment régler la conduite du praticien.

FIN.